衢州杨继洲针灸

衢州杨继洲针灸

总主编 褚子育

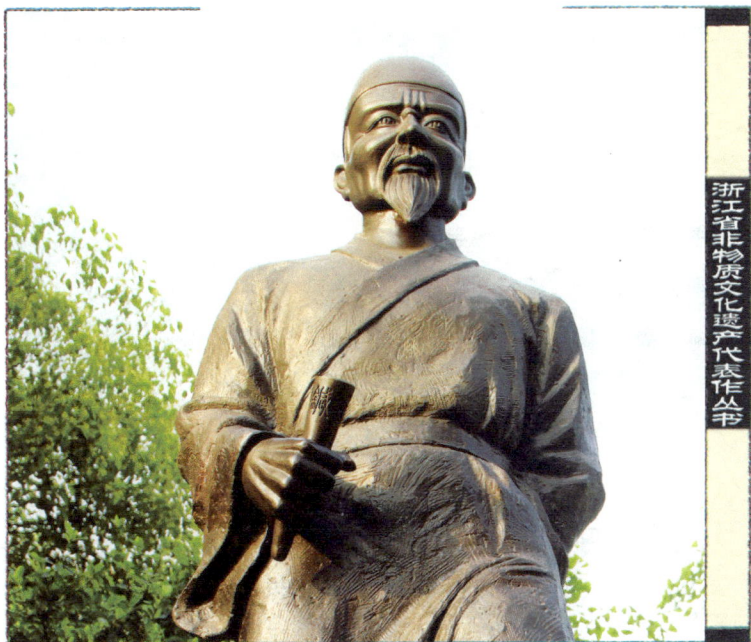

浙江省非物质文化遗产代表作丛书

浙江摄影出版社

金瑛 周江文 刘金泠 编著

浙江省非物质文化遗产
代表作丛书编委会
（第四批国遗项目）

总 序

中共浙江省委书记
浙江省人大常委会主任 车俊

　　非物质文化遗产是一个民族的精神印记，是一个地方的文化瑰宝。浙江作为中华文明的重要发祥地，在悠久的历史长河中孕育了璀璨夺目、蔚为壮观的非物质文化遗产。隆重恢弘的轩辕祭典、大禹祭典、南孔祭典等，见证了浙江民俗的源远流长；引人入胜的白蛇传传说、梁祝传说、西施传说、济公传说等，展示了浙江民间文学的价值底蕴；婉转动听的越剧、绍剧、瓯剧、高腔、乱弹等，彰显了浙江传统戏剧的独特魅力；闻名遐迩的龙泉青瓷、绍兴黄酒、金华火腿、湖笔等，折射了浙江传统技艺的高超精湛……这些非物质文化遗产，鲜活而生动地记录了浙江人民的文化创造和精神追求。

　　习近平总书记在浙江工作期间，高度重视文化建设。他在"八八战略"重大决策部署中，明确提出要"进一步发挥浙江的人文优势，积极推进科教兴省、人才强省，加快建设文化大省"，亲自部署推动一系列传统文化保护利用的重点工作和重大工程，并先后6次对非物质文化遗产保护作出重要批示，为浙江文化的传承和复兴注入了时代活力、奠定了坚实基础。历届浙江省委坚定不移沿着习近平总书记指引的路子走下去，坚持一张蓝图绘到底，一年接着一年干，推动全省文化建设实现了从量的积累向质的飞跃，在打造全国非物质文化遗产保护高地上迈出了坚实的步伐。已经公布的四批国家级非物质文化遗产名录中，浙江以总数217项蝉联"四连冠"，这是文化浙江建设结出的又一硕果。

历史在赓续中前进，文化在传承中发展。党的十八大以来，习近平总书记站在建设社会主义文化强国的战略高度，对弘扬中华优秀传统文化作出一系列深刻阐述和重大部署，特别是在十九大报告中明确要求，加强文物保护利用和文化遗产保护传承。这些都为新时代非物质文化遗产保护工作指明了前进方向。我们要以更加强烈的文化自觉，进一步深入挖掘浙江非物质文化遗产所蕴含的思想观念、人文精神、道德规范，结合时代要求加以创造性转化、实现创新性发展，努力使优秀传统文化活起来、传下去，不断满足浙江人民的精神文化需求、丰富浙江人民的精神家园。我们要以更加坚定的文化自信，进一步加强对外文化交流互鉴，积极推动浙江的非物质文化遗产走出国门、走向世界，讲好浙江非遗故事，发出中华文明强音，让世界借由非物质文化遗产这个窗口更全面地认识浙江、更真实地读懂中国。

现在摆在大家面前的这套丛书，深入挖掘浙江非物质文化遗产代表作的丰富内涵和传承脉络，是浙江文化研究工程的优秀成果，是浙江重要的"地域文化档案"。从2007年开始启动编撰，到本次第四批30个项目成书，这项历时12年的浩大文化研究工程终于画上了一个圆满句号。我相信，这套丛书将有助于广大读者了解浙江的灿烂文化，也可以为推进文化浙江建设和非物质文化遗产保护提供有益的启发。

前 言

浙江省文化和旅游厅党组书记、厅长 褚子育

"东南形胜，三吴都会，钱塘自古繁华。"秀美的河山、悠久的历史、丰厚的人文资源，共同孕育了浙江多彩而又别具特色的文化，在浙江大地上散落了无数的文化瑰宝和遗珠。非物质文化遗产保护工程，在搜集、整理、传播和滋养优秀传统文化中发挥了巨大的作用，浙江也无愧于走在前列的要求。截至目前，浙江共有8个项目列入联合国教科文组织人类非遗代表作名录、2个项目列入急需保护的非遗名录；2006年以来，国务院先后公布了四批国家级非物质文化遗产名录，浙江217个项目上榜，蝉联"四连冠"；此外，浙江还拥有886个省级非遗项目、5905个市级非遗项目、14644个县级非遗项目。这些非物质文化遗产，是浙江历史的生动见证，是浙江文化的重要体现，也是中华优秀传统文化的结晶，华夏文明的瑰宝。

如果将每一个"国家级非遗项目"比作一座宝藏，那么您面前的这本"普及读本"，就是探寻和解码宝藏的一把钥匙。这217册读本，分别从自然环境、历史人文、传承谱系、代表人物、典型作品、保护发展等入手，图文并茂，深入浅出，多角度、多层面地揭示浙江优秀传统文化的丰富内涵，展现浙江人民的精神追求，彰显出浙江深厚的文化软实力，堪

称我省非遗保护事业不断向纵深推进的重要标识。

这套丛书，历时12年，凝聚了全省各地文化干部、非遗工作者和乡土专家的心血和汗水：他们奔走于乡间田野，专注于青灯黄卷，记录、整理了大量流失在民间的一手资料。丛书的出版，也得到了各级党政领导，各地文化部门、出版部门等的大力支持！作为该书的总主编，我心怀敬意和感激，在此谨向为这套丛书的编纂出版付出辛勤劳动，给予热情支持的所有同志，表达由衷的谢意！

习近平总书记指出："每一种文明都延续着一个国家和民族的精神血脉，既需要薪火相传、代代守护，更需要与时俱进、勇于创新。"省委书记车俊为丛书撰写了总序，明确要求我们讲好浙江非遗故事，发出中华文明强音，让世界借由非物质文化遗产这个窗口更全面地认识浙江、更真实地读懂中国。

新形势、新任务、新要求，全省文化和旅游工作者能够肩负起这一光荣的使命和担当，进一步推动非遗创造性转化和创新性发展，讲好浙江故事，让历史文化、民俗文化"活起来"；充分利用我省地理风貌多样、文化丰富多彩的优势，保护传承好千百年来文明演化积淀下来的优秀传统文化，进一步激活数量巨大、类型多样、斑斓多姿的文化资源存量,唤醒非物质文化遗产所蕴含的无穷魅力,努力展现"浙江文化"风采,塑造"文化浙江"形象,让浙江的文脉延续兴旺,为奋力推进浙江"两个高水平"建设提供精神动力、智力支持,为践行"'八八战略'再深化,改革开放再出发"注入新的文化活力。

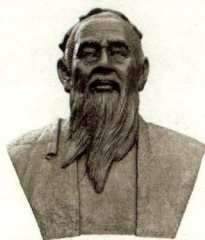

目录

中华民族传统中医药文化源远流长、博大精深。从上古药王神农到春秋战国神医扁鹊，从东汉医圣张仲景到明代药圣李时珍；从《黄帝内经》到《神农本草经》，从《伤寒杂病论》到《针灸大成》……历代医家辈出，医书汗牛充栋。中医药历经几千年的传承发展，从药食同源到汤药应用再到针灸疗法，不断汲取中华文化营养，形成了独具东方特色的中医药文化。中医针灸更是其中的杰出代表，作为人类非物质文化遗产的宝贵财富，衢州杨继洲针灸独树一帜、医术高超，是普惠众生、造福百姓的医学瑰宝。

一方水土养一方人。衢州人杨继洲，祖上世代从医，是中医针灸疗法的集大成者，被誉为"针圣"，撰有《针灸大成》，这是一部中国针灸学承前启后的经典巨著。衢州是杨继洲针灸的发源地，更是中国针灸的发祥地，历史悠久，底蕴深厚，有着一千八百多年建城史，1994 年被国务院命名为国家历史文化名城。衢州物华天宝，人杰地灵，扁鹊、华佗、孙思邈和李时珍等医药名家都曾到访衢州大地，境内的神农殿、药王山、杨家巷等地理坐标，见证着中医药和针灸学的脉脉生长。衢州无疑是中医药文化传承发展历史长河中的重要节点，散发出悬壶济世、医者仁心的熠熠光辉。

在保护中传承，在传承中创新。衢州历来高度重视杨继洲针灸的保护传承和现代应用。1993 年，衢州中医院增挂杨继洲医院牌子；

2005 年，衢州召开杨继洲针灸学术思想研讨会；2008 年、2009 年和 2014 年相继成功入选市级、省级和国家级非物质文化遗产名录；2013 年，建成杨继洲针灸文化馆；2017 年，新建杨继洲针灸医院；2017 年，世界针灸康养大会在衢州召开，并将会址永久性常设衢州。近年来，衢州结合"南孔圣地、衢州有礼"城市品牌，聚力打造"针圣故里、康养之城"的衢江名片，杨继洲针灸逐渐在衢州生根发芽、开花结果，在全国乃至全球中医针灸界都产生了广泛影响。

不忘本来，面向未来。乘着大力弘扬优秀传统文化的东风，衢州杨继洲针灸的保护、传承和发展进入了历史快车道。国遗丛书《衢州杨继洲针灸》，生动再现杨继洲针灸的传承发展，集中展示以杨继洲针灸为引领的传统中医药文化，也积极提出了浙西针灸圣地为世界人民健康定制的"衢州方案"。借此书的编撰出版，我们呼吁和期待更多的专家学者、社会大众参与到保护、研究、传承和体验杨继洲针灸文化中来，以更精湛的技术、更优质的服务、更普惠的受众推动"幸福衢州""健康浙江"和"和谐中国"建设，为人类健康事业做出新的更大贡献。

中共衢州市委常委、宣传部长　钱伟刚

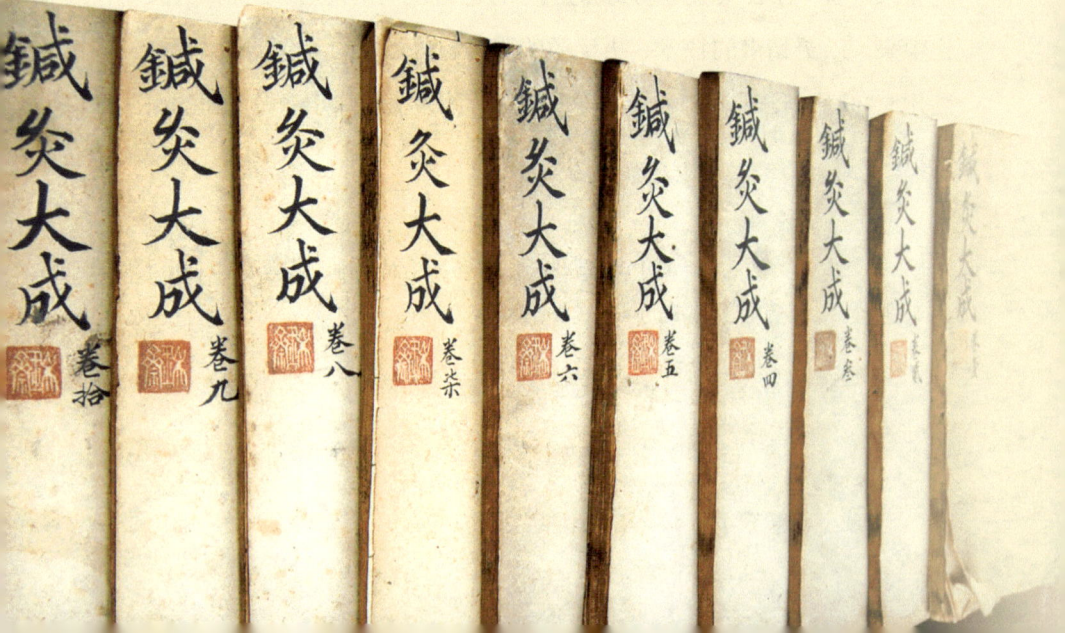

鍼灸大成 卷拾

鍼灸大成 卷九

鍼灸大成 卷八

鍼灸大成 卷柒

鍼灸大成 卷六

鍼灸大成 卷五

鍼灸大成 卷四

鍼灸大成 卷參

鍼灸大成 卷貳

鍼灸大成 卷壹

一、概述

杨继洲针灸在历史进程中，与各种医学、文化要素互相融合、互相影响，进而形成有完整理论体系、独特治疗方法的医学体系，涵纳着大量的临床经验、珍贵的针灸处方，形成了极具衢州特色的区域针灸流派：主张针、灸、药三者并用，各取所长；重视基础理论、辨证选经；循经取穴；取穴少而精；讲究手法操作；等等。

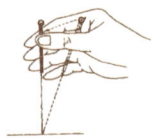

一、概述

[壹]基本情况

衢州，古为姑蔑国、大（太）末县、信安县，唐初因境内三衢山而得名"衢"。衢州地处浙江西部、钱塘江上游，地理坐标东经118°01′—119°20′，北纬28°14′—29°30′。它南接福建，西连江西，北临安徽，省内与杭州、金华、丽水三市相衔。"控鄱阳之肘腋，扼瓯闽之咽喉，连宣歙之声势"，是浙、闽、赣、皖四省

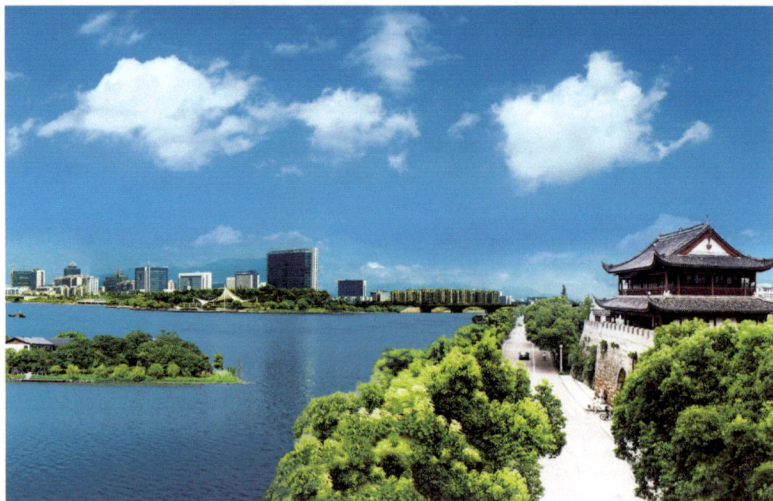

衢州城区

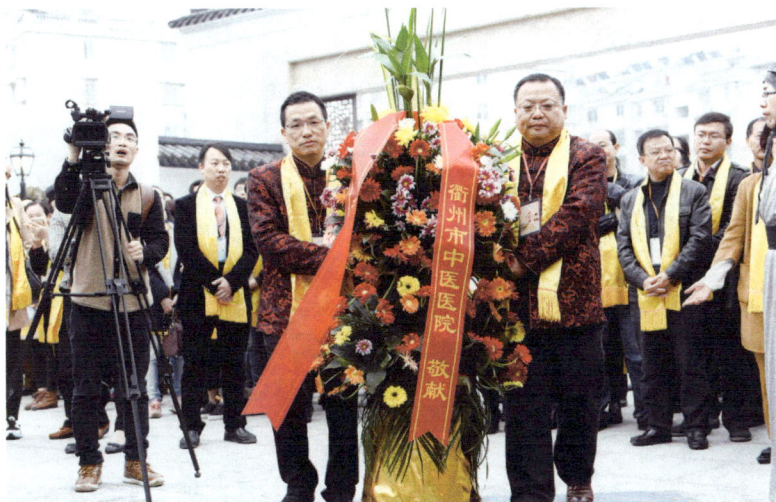

2015年，首次政府公祭杨继洲活动中，传承单位衢州市中医医院代表进献花篮

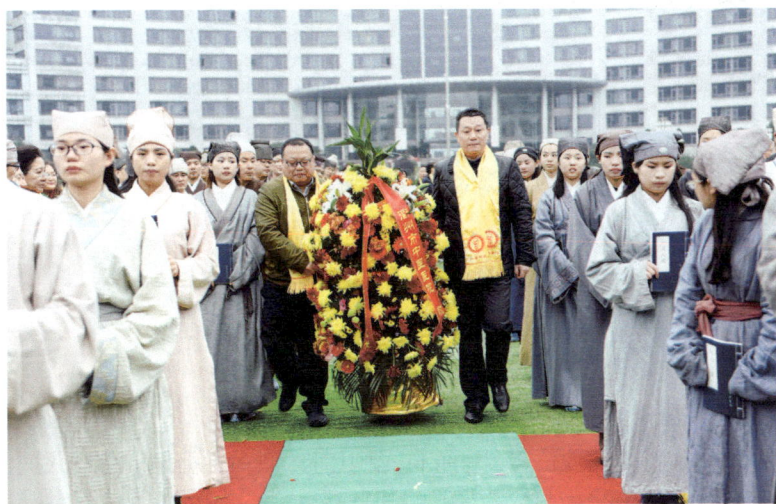

2016年，政府公祭杨继洲活动中，传承单位衢州市中医医院代表进献花篮

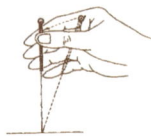

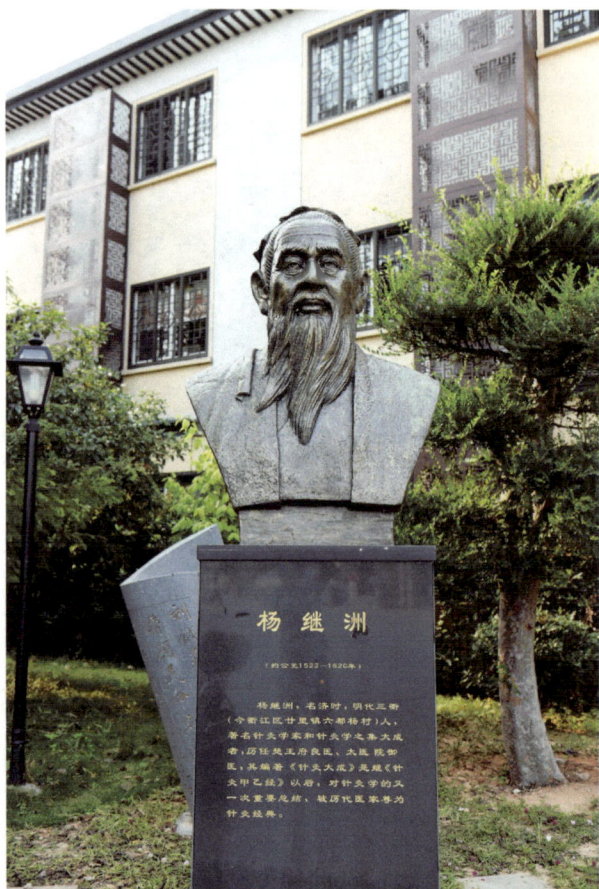

杨继洲半身塑像

交通之门户，素有"四省通衢、五路总头"之称，历来为兵家必争之地。独特的地理位置、秀丽的一方山水、勤劳而智慧的劳动人民，孕育出灿烂的历史文化。1994 年，衢州被国务院公布为全国历史文

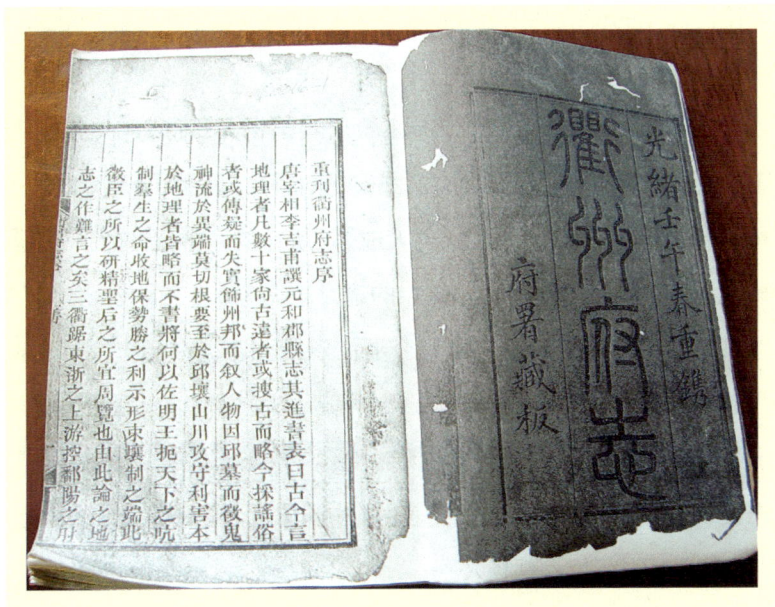

《衢州府志》

化名城。衢州人杰地灵，物华天宝，不仅有着丰富的文化资源，而且有着深厚的文化底蕴。"浙东讲经学，浙东重史学。"衢州属于历史上的"上八府"之一，是"浙东学派"的重要组成部分。通衢文化是衢州传统文化中的一大特色。作为通衢之地，历史上衢州城内四方客商云集，为兵家必争之地。周边福建文化、江西文化、徽州文化以及金华、杭州、丽水等地的文化都对衢州有过或多或少的影响。如衢州的医学受徽派新安医学影响很大，饮食则受江西影响，等等。如此众多的文化汇集在衢州一地，极为少见，也正因如此，

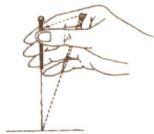

才使得衢州的传统文化呈现出丰富多彩的面貌，孕育出像杨继洲这样杰出的医学家。

杨继洲（1522—1620），浙江衢州六都杨人，在六都杨的《杨氏宗谱》中查到了杨继洲是唐信安侯杨向后裔，明万历年间（1573—1619）吏部尚书王国光为《针灸大成》[1] 所作的序中就曾提到"三衢杨继洲……"，且《针灸大成》中的篇目之一就称"三衢杨氏补泻"。考证"三衢"地名，知三衢是今浙江省衢州市，在历史上只有衢州曾被称为"三衢"。1926 年，衢州解元郑永禧编的《衢县志》卷十五记载："《针灸大成》，明杨继洲编，六都杨杨氏宗谱著录，前志失载……"而后，宋月航先生著的《中国历代名医传》中再次肯定："杨继洲，明衢州六都杨人……"

1982 年地名普查中，进一步证实六都杨确系杨氏祖籍地。衢州城区的杨家巷即是杨继洲故居，此巷以杨氏命名，一直沿用至今。

杨继洲最擅长的是针灸，可称之为历代研究发展针灸学之佼佼者。他既有精深的针灸技术，又不偏废药物治疗，主张针、灸、药三者并用，各取所长。形成了杨继洲针灸独特的学术思想体系：重视基础理论、辨证选经、循经取穴、取穴少而精、讲究手法操作。杨氏独创与家传的操作手法、丰富的临床经验、珍贵的针灸处方，

[1]　《针灸大成》：针灸专著，又名《针灸大全》。明杨继洲撰，刊于万历二十九年（1601）。

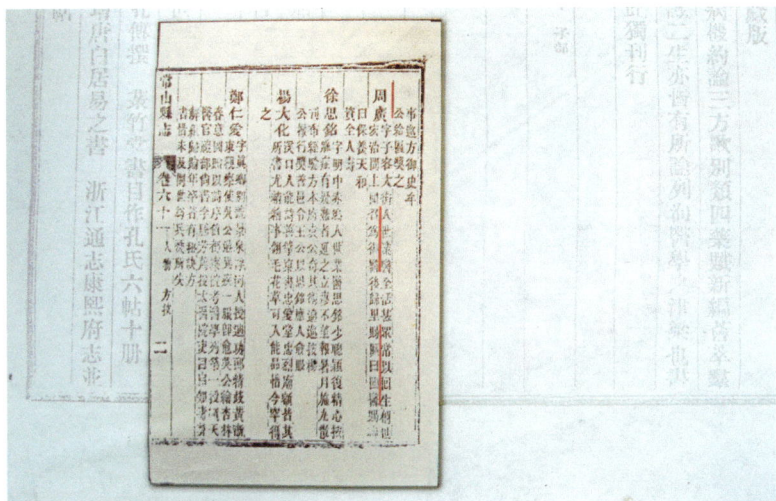

神农殿的衢州历代名医录展示

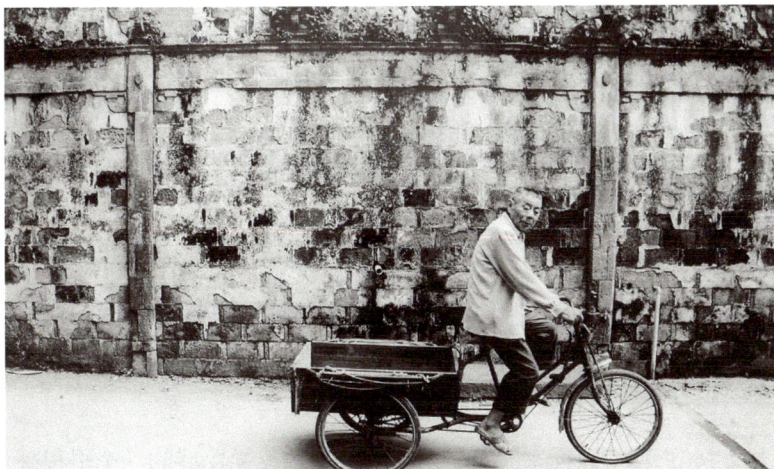

六都杨村杨继洲祖宅遗址

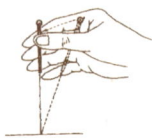

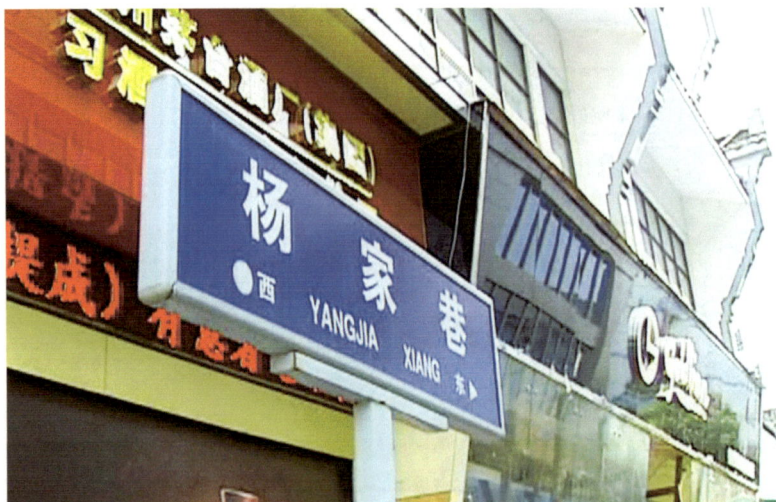

衢州城区杨家巷

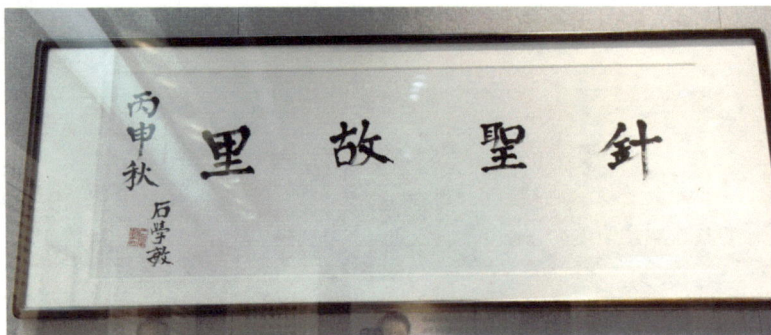

中国工程院院士、国医大师石学敏题写"针圣故里"

都值得被进一步保护、发掘、整理和继承。

　　1601 年,《针灸大成》的问世,是中国针灸学发展的一个里程碑。《针灸大成》已成为后世学习针灸的必读书籍。杨继洲的思想和理

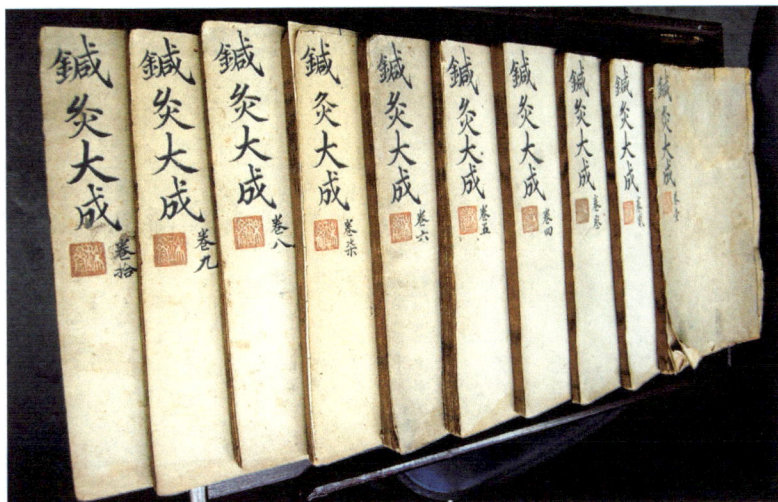

清乾隆五十九年（1794）木刻本《针灸大成》十卷

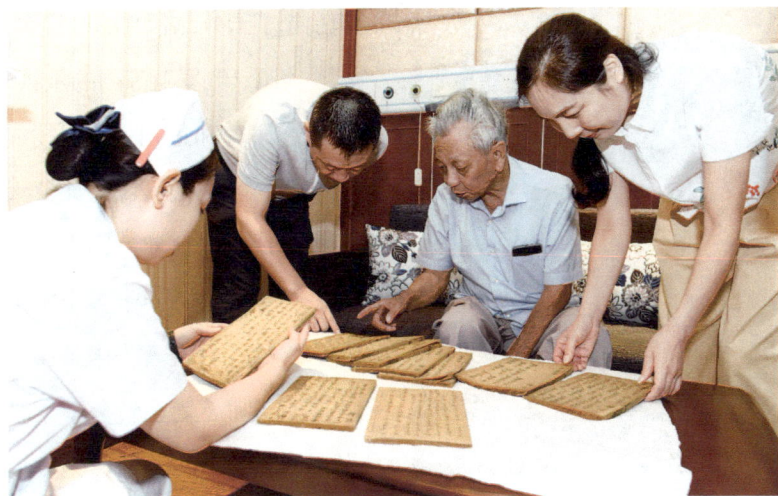

2018年8月，孔子第七十五代嫡长孙孔祥楷先生将珍藏的清光绪十二年（1886）版《针灸大成》（共十本），捐赠给衢州市中医医院

国家级非物质文化遗产代表性项目

针灸(杨继洲针灸)

中华人民共和国国务院公布
中华人民共和国文化部颁发
2014年11月

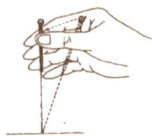

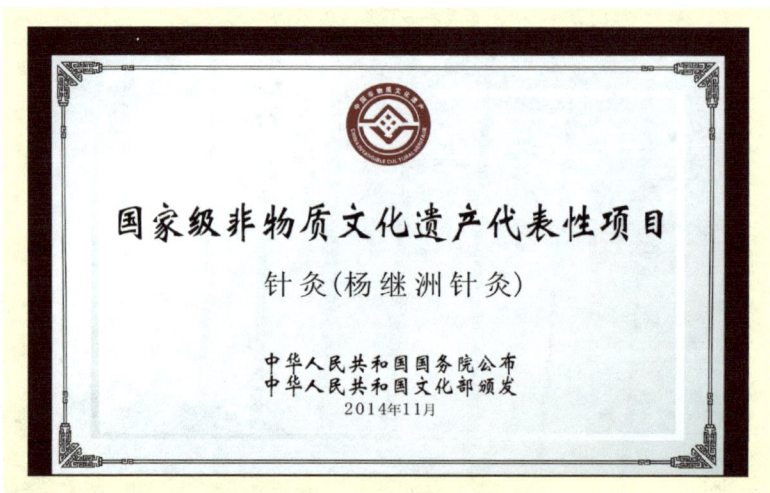

2014年11月，国务院公布杨继洲针灸入选国家级非物质文化遗产代表性项目名录

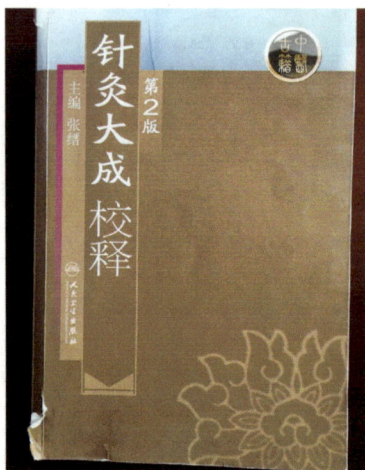

著名针灸学家张缙教授主编的《针灸大成校释》(第二版)

论也引起了国外，诸如德国、日本、法国、美国、俄罗斯等国的重视，他们也在研究和运用，使得杨继洲针灸至今传承不衰。《针灸大成》被译成七种文字，四十六种版本，传播到一百四十多个国家和地区，这在针灸著作中独一无二。国医大师、著名针灸学家张缙教授在他主编的《针灸大成校释》中指出，杨继洲的《针灸大成》

中国针灸学会副会长、浙江中医药大学校长方剑乔教授为传承人金瑛拜师国医大师石学敏院士作见证

《衢州日报》报道杨继洲针灸入选国家级非遗

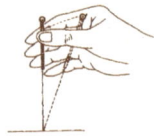

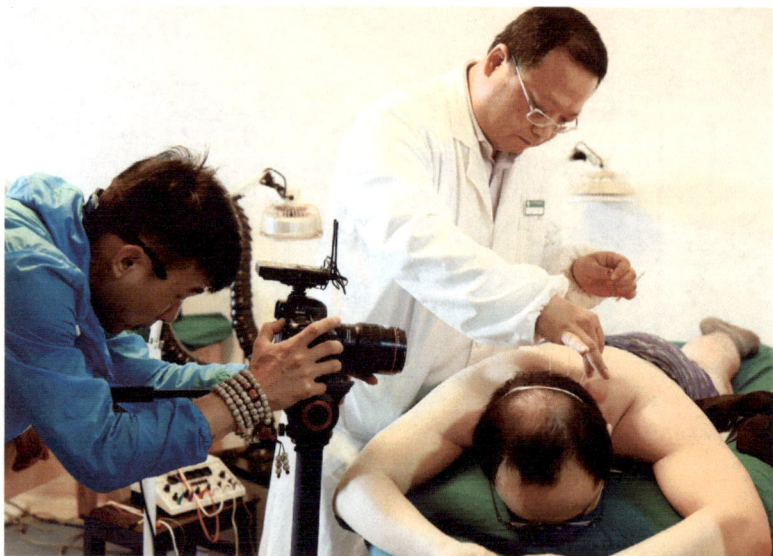

中央电视台《文明密码》栏目来衢州采访、拍摄杨继洲针灸

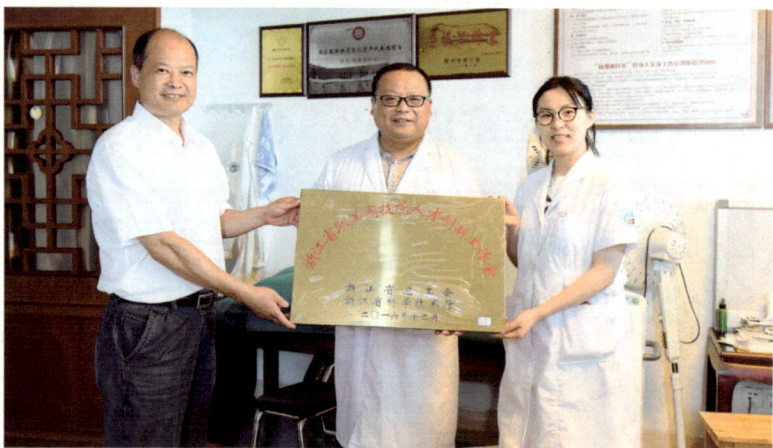

浙江省职工高技能人才杨继洲针灸创新工作室落户衢州市中医医院

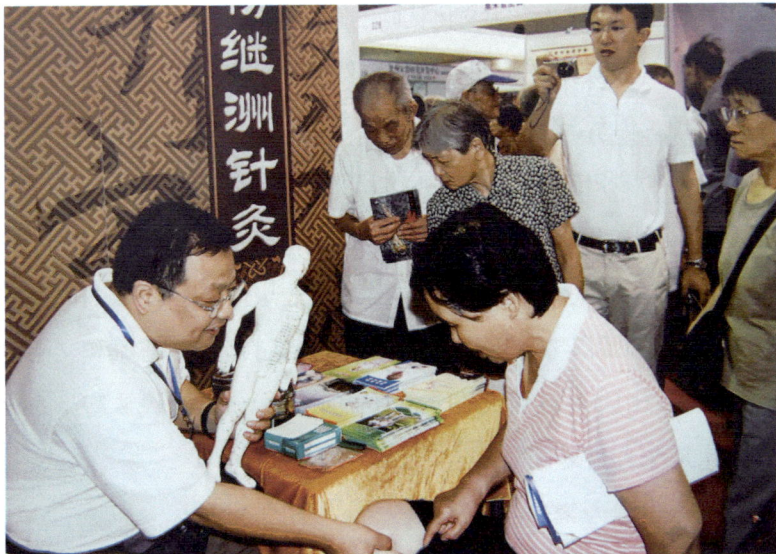

杨继洲针灸参加中国首届非物质文化遗产展览会

"其流传之广、影响之深、声誉之高、意义之大，在针灸专著中是无与伦比的"。

　　将杨继洲针灸作为非物质文化遗产来保护，目的是实现在保护中促发展，在继承中求创新。对非物质文化遗产的保护，并非消极地去保护一个静态的、有形的物品，使其不致消亡，而是要着眼长远，立足发展，将动态的、无形的、可传授的医学知识、针灸技能等作为保护的对象，把保护作为促进可持续发展的手段，使之达到贡献于社会、服务于民生的目的。杨继洲针灸稳定的实践频率以及历代延续的完整知识体系，为保障相关群体的生命健康发挥

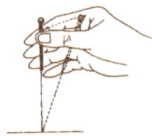

着重要作用，并成为人类文化认同的重要符号。

　　杨继洲针灸是在衢州特定的自然与社会环境中成长起来的具有完整理论体系、独特治疗方法的医学体系，涵纳着大量的实践观察、知识体系和技术技艺，杨继洲针灸的产生既与当时的特殊环境、历史因素、思想背景有关，还与当地的生产生活、民风民俗等因素紧密结合。这些针灸技艺在传承过程中经过历代医家的实践和总结，理论和内涵不断丰富，蕴含着中华民族特有的精神、思维和文化精华，凝聚着中华民族强大的生命力与创造力，是中华民族智慧的结晶，也是全人类文明的瑰宝。

[贰] 杨继洲生平事迹

　　杨继洲生于 1522 年，卒于 1620 年，名济时，浙江衢州府人（今浙江省衢州市衢江区六都杨村人），明代针灸学家，祖先在唐代迁居至此。据《中国医籍考》卷二十二载，杨继洲祖父名杨益，曾任太医院御医，著《集验医方》一书刊行于世。杨继洲父亦以医为业。家中所藏秘方、验方与医学典籍极丰富。杨继洲有二子，一名承桢，一名承学。杨继洲科举失意后，潜心攻读医书，钻研医术，行医四十六年。杨氏于明世宗嘉靖年间，经选试至京城，任侍御医。隆庆二年（1568），杨继洲任职圣济殿太医院医官。经嘉靖、隆庆、万历三朝，历任楚王府侍医和太医院御医，居住在京城玉河坊一带。杨氏行医功绩懋著，声名籍甚。

　　杨继洲行医的最早记载是嘉靖三十四年（1555），在建宁为滕柯山之母治疗感寒，手臂不举，针肺俞、曲池、手三里，当日即举臂。万历二十九年（1601），杨继洲为巡按山西监察御史赵文炳治疗痿痹，三针而愈。四十六年间，杨继洲先后为多人治疗疾病，取得较好的临床疗效。其间，杨氏行医经历遍及全国各地，有据可考的有福建建宁（今福建建瓯县）、河北磁州（今河北磁县）、山东汶上、河南汤阴、江苏扬州、山西平阳（今山西临汾市）等地。

　　万历八年（1580），杨继洲雇工匠为其刊刻《玄机秘要》一书，杨氏好友黄缜庵曾给薪米资助。约1580—1582年间，《玄机秘要》一书得到时任太子太保、吏部尚书王国光的序言一篇。杨继洲曾在隆庆六年（1572）为王国光治愈痰火炽盛，手臂难伸。万历二十九年（1601），以杨继洲所写《玄机秘要》为基础而编撰的《针灸大成》一书出版，巡按山西监察御史赵文炳为此书作序。

　　有关杨继洲生平事迹的史料虽然记载欠丰，但尚有据可查，尤其关于杨氏的医事活动记载详细，对我们现代研究而言，这些史料提供了重要线索。从上述有限的资料中我们可以看出杨氏生平的几个重要事件：

　　一、据1988年《中医人物词典》（上海辞书出版社）、1992年《衢县志》（浙江人民出版社）记载，杨继洲生卒年份为1522—1620年。

　　二、杨继洲最迟在1555年开始行医。此是据《针灸大成·医案》

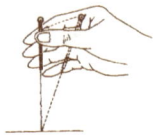

记载:"乙卯岁,至建宁。滕柯山母患手臂不举,背恶寒而体倦困……针肺俞、曲池、三里穴,是日即觉身轻手举。"这是目前看到的资料中最早有关杨继洲行医经历的记载。

三、杨继洲应在 1558 年之前,最迟不晚于 1566 年开始在京城做医官。此是据《玄机秘要》王国光序中记载得知,"杨氏于明世宗时被选为侍医,功绩懋著,声名籍甚。"明世宗年号嘉靖,在位时间为 1522—1566 年。所以杨继洲在太医院供职的时间不会晚于 1566 年。再看《针灸大成·医案》记载:"戊午春,鸿胪吕小山,患结核在臂……后针手曲池,行六阴数,更灸二七壮,以通其经气,不数日即平妥矣。"鸿胪寺是明清两代掌管朝会、筵席、祭祀赞相礼仪的机构,是年杨继洲为京城内官员治病,或已在太医院供职。

四、杨继洲刊印《玄机秘要》应该在 1580—1582 年之间。此是据《玄机秘要》王国光序为线索,王氏在为该书作序时落款的头衔为"赐进士第太子太保吏部尚书",考察《明史》卷一百一十二七卿表,王国光自万历五年(1577)十月任吏部尚书,七年(1579)十二月加太子太保,至万历十年(1582)十月免职。由此推断,此序应是在 1579—1582 年之间完成。再看《针灸大成·医案》记载:"庚辰岁,过扬,大尹黄缤庵公,昔在京朝夕相与,情谊甚笃,进竭留疑,不忍分袂……时工匠刊书,多辱蟹米之助。"此处交代了刊书,所刊之书应该就是《玄机秘要》,说明该书是在 1580 年定稿并开始刊刻，王国光的序则作于之后的两年内。《玄机秘要》比《针灸大成》的成书出版早了约二十年。

五、1601 年，以杨继洲所写《玄机秘要》为基础而编撰的《针灸大成》一书出版。

杨继洲医术高明，精于医理。他治愈了很多病情危急的危重症候和屡治不效的疑难杂症。如熊可山患痢兼吐血、咳嗽、绕脐痛将死，脉气非常微弱，医生们都说无法医治了。而杨继洲予以"针气海，并灸之五十壮"，病人的疼痛马上停止了，随之，痢疾、吐血、咳嗽等症状一一痊愈。又如，张少泉的夫人患痫症二十余年，请过几十位医生都无法治愈，杨继洲取其鸡尾、中脘、肩髃、曲池针刺，第二天症状即消失。

杨继洲医德高尚，虚怀若谷。如为大尹夏梅源治病时，正值考绩，但因同情病人在远方他乡，且"范政清苦"，杨继洲不辞辛苦奔波往返，尽心尽力替他治愈了疾病。又如杨继洲为观政田春野的父亲治疗脾胃疾病，田父养病的地方距离杨宅数里路，田春野每次都亲自去请，杨继洲感念他诚心尽孝，尽管路远，但每次一下朝都会过去看望。他这种同情病人的高贵品质在当今仍是值得我们学习和借鉴的。

杨继洲阅历丰富，交游广泛。据现有资料分析，杨继洲虽然自嘉靖至万历间一直在京城做医官，但他一生足迹遍及全国的多个

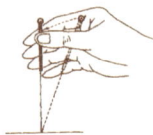

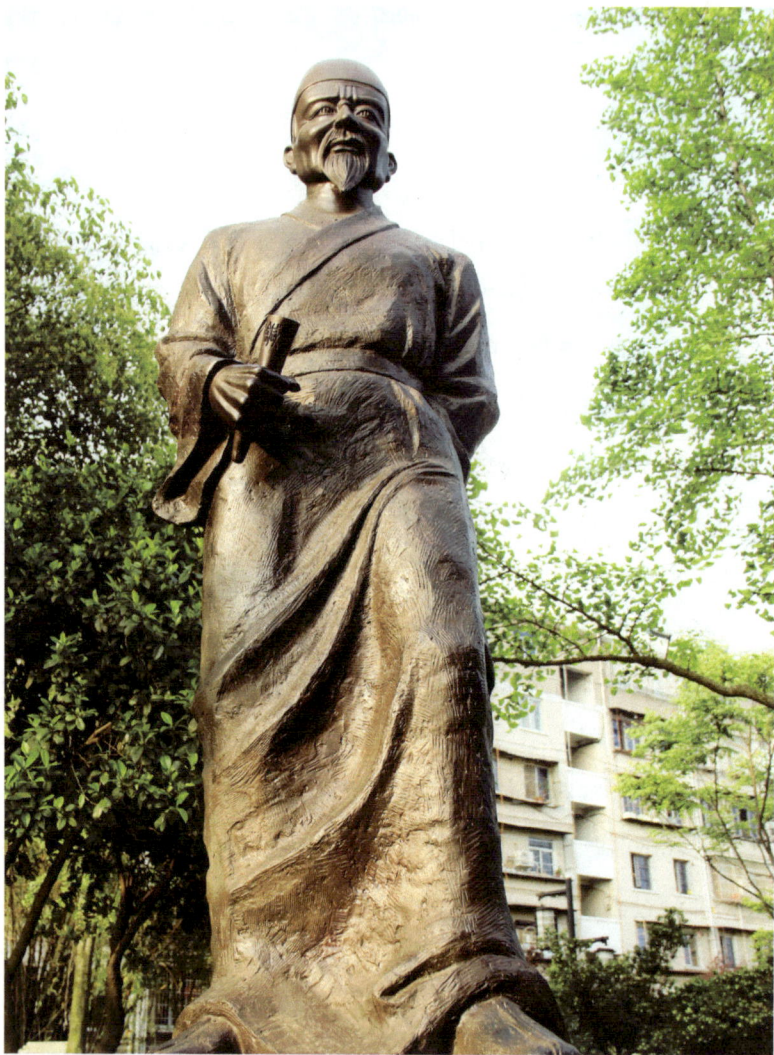

杨继洲全身塑像

省份，曾到过福建建宁（今福建建瓯县）、河北磁州（今河北磁县）、山东汶上、河南汤阴、江苏扬州、山西平阳（今山西临汾市）等地。在游历中感受风土人情，造访贤士友人，增加阅历，博采众长，亦将杨继洲针灸传到游历之地。

杨继洲社交广泛，善于审时度势，把握良机，灵活处世。由于在太医院做御医的缘故，他广泛接触统治阶级，结识的病人也有很多官场中人。就现有资料总结，杨继洲为其或其家人治过病的官员有：太子太保、吏部尚书王疏庵，工部尚书郭黄厓，工部尚书李义河，尚书王西，尚书毛介川；吏部观政李邃麓、户部正郎夏梅源、工部侍郎许鸿宇、兵科给事中田春野、鸿胪吕小山、都尉蔡某；吏部官员许敬庵、户部官员王绪庵、刑部官员王念顿、文官李渐庵、武官王会泉；巡按山西监察御史赵文炳、御史桑南皋、扬州府太守虞绍东；等等。认可杨继洲医术，并为之推荐过病人的官员有戎政王西、工部正郎隗月谭、宝源局官员王某等。

在明代，一部书往往要借助于王公大臣或社会名流为其题跋作序才能得以广泛地刊行，为其家传书籍《玄机秘要》作序的赐进士第太子太保吏部尚书王国光即是一位高官。进士有三个档次，一甲叫"赐进士第"，二甲叫"赐进士出身"，三甲叫"赐同进士出身"。这里王国光是一甲，也就是同科进士中的前三名，是进士中的佼佼者。王国光的落款中还有两个官衔：一是吏部尚书，一是太子太保。

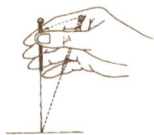

在杨继洲于壬申年（1572）为其治愈"痰火"时为户部尚书，万历五年（1577）十月任吏部尚书，七年（1579）十二月加太子太保。太子太保是皇储的老师，只有知识渊博、德高望重的朝廷重臣才能担此重任。而王国光从户部尚书调任吏部尚书，又荣任太子的老师，可见他在当时是受朝廷器重的高官，杨继洲显然也意识到了这一点，所以邀请王国光为书作序。一个曾为自己看好病的医生来为一本医书求序，王国光欣然应允，自在情理之中。杨继洲审时度势，善于为传播自己的学术思想创造有利条件。再看为《针灸大成》作序的赵文炳，其官职为巡按监察御史，也是位高权重。序言中赵氏提到"于都门延名针杨继洲者，至则三针而愈，随出家传《秘要》以观"，可见杨继洲是接受了赵文炳的邀请之后，才以古稀之年从京城远赴山西专程为赵文炳治病。那么，杨继洲为什么要克服重重困难前去呢？为什么会随身携带《玄机秘要》而去？为什么在"三针而愈"后拿出该书给赵文炳看？经过这些分析可见，杨继洲此次去当时出版业比较发达的山西省，似乎也是为了试图寻求再次刊书的机会。有了前面这些铺垫，赵文炳为了答谢杨氏而为其出资刊刻家传书籍《玄机秘要》，又"尤以诸家未备，复广求群书"，加以增辑而成为《针灸大成》。可见，杨继洲充分利用社会资源，为出书多方努力，南北奔波，终于在辛丑万历二十九年（1601）刊行传世巨著《针灸大成》，此时杨继洲已八十岁，可谓一生凝聚的智慧得以保存流传，一生的夙愿得以实现。

[叁] 杨继洲医案故事

　　杨继洲从嘉靖年间被选为侍医以来，经历了三代帝王，即明世宗、明穆宗和明神宗。诊治过的达官贵人不计其数，经历过诸多史上有名的人物的宦海沉浮，但他始终专研着自己的医术，倾尽毕生心血完成《针灸大成》。

　　潜心专研数载，杨继洲深深觉得读万卷书不如行万里路，遂决定游历天下。嘉靖三十四年（1555），杨继洲三十四岁，到福建建宁（今福建建瓯），碰到一个人叫滕柯山，其母手臂不举，"背恶寒而体倦困"，即使在盛夏也要穿棉袄，请过的所有医生都将其当作虚寒之证来治疗。杨继洲不以为然，细心辨证分析，乃痰阻经络之痹证，治则化痰除湿，行气通络，处方：针曲池、肺俞、手三里。当天滕柯山母即觉得全身轻松，手臂可以上举，也不再怕冷，不用穿棉袄了。后配除湿化痰之剂，针药并用，数次而痊愈，并且未再复发。经此一事，杨继洲深深觉得不通医理的大夫还真不少，也就下定决心要著书传播医道。著书立说非同小可，杨继洲深感前路艰难，却也激发了他昂扬的斗志。同年，他赴京考医官，轻松而过，成为太医院的一名学生。随后几年，在整个大明医疗资源最为丰富的地方，杨继洲一边学习，一边积累经验，医术突飞猛进。

　　嘉靖三十七年（1558），杨继洲三十七岁，为京官鸿胪吕小山诊

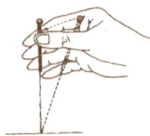

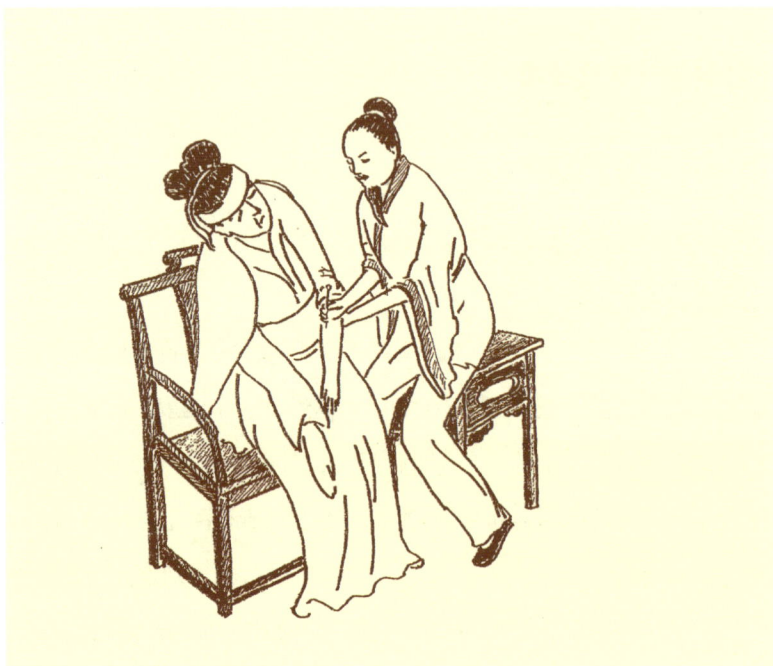

"滕柯山母畏寒手臂不举"医案

治结核在臂，针曲池，随后灸之二七壮，数日即平妥。嘉靖四十年（1561），杨继洲为夏中贵治疗瘫痪，针环跳穴好转。

嘉靖四十一年（1562），杨继洲为吏部官员许敬庵治疗腰痛，开创性地以手指代针于肾俞穴施治，再与除湿行气之剂，一服而安。隆庆二年（1568），杨继洲四十七岁，已任职于圣济殿太医院。同年，杨继洲为杨后山之子治疗腿疾，针痞块上，灸章门，以蟾蜍丸药用之，治愈。

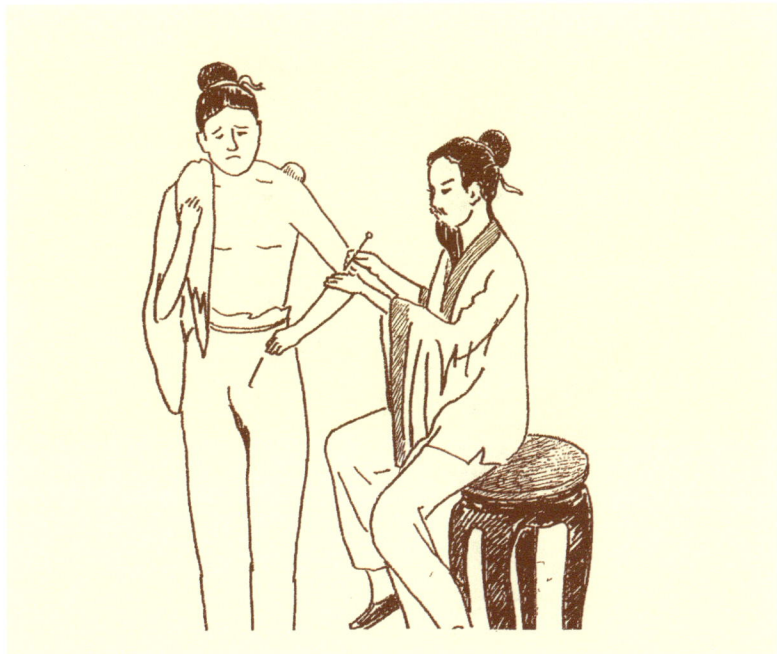

"京官鸿胪吕小山肩部肿块"医案

　　同年，杨继洲为吏部观政李逮麓治疗腹部痞块，盘针痞块中，灸食仓、中脘而愈；同年，杨继洲为户部官员王绪庵之弟治疗心痛，刺照海、列缺，灸心俞，行八法开阖，治愈；同年，杨继洲奉圣旨到徐阁老家中为其治疗积热积痰，脾胃虚弱，选用清热健脾化痰汤，治愈。

　　明隆庆三年（1569），杨继洲四十八岁，入职太医院第二年。此时，杨继洲在整个京城已小有盛名。时蔡都尉长子蔡碧川患上了痰火之

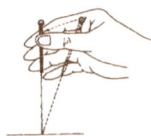

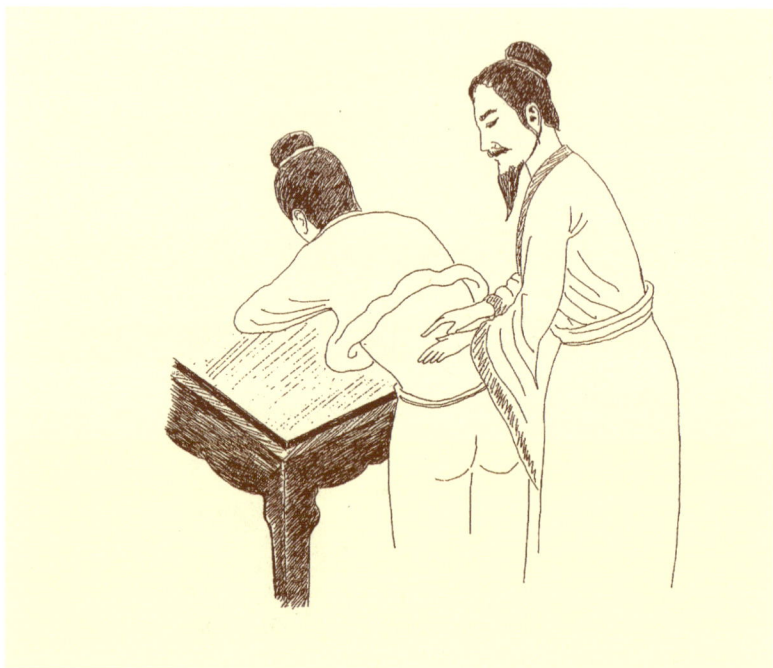

"吏部官员许敬庵腰痛" 医案

疾，日夜咳嗽、咳痰，请了很多大夫，吃了很多药，一点效果都没有。北平知县钱诚斋极力推荐邀请杨继洲帮忙诊治。杨继洲查其四诊，辨证分析，也就知道了此乃痰热咳嗽而已。治疗当以泻火祛痰，处方肺俞、丰隆、尺泽、曲池（单用针法），数次而愈。肺俞为背俞穴之一，为肺脏经气肺所注，主治肺系疾患，临床上以俞穴为主治疗痰热咳嗽等呼吸系统疾病有较好的疗效。饱受疾病和中药之苦的蔡碧川终于病愈。过了一段时间，蔡都尉的小女儿突然癫痫大发

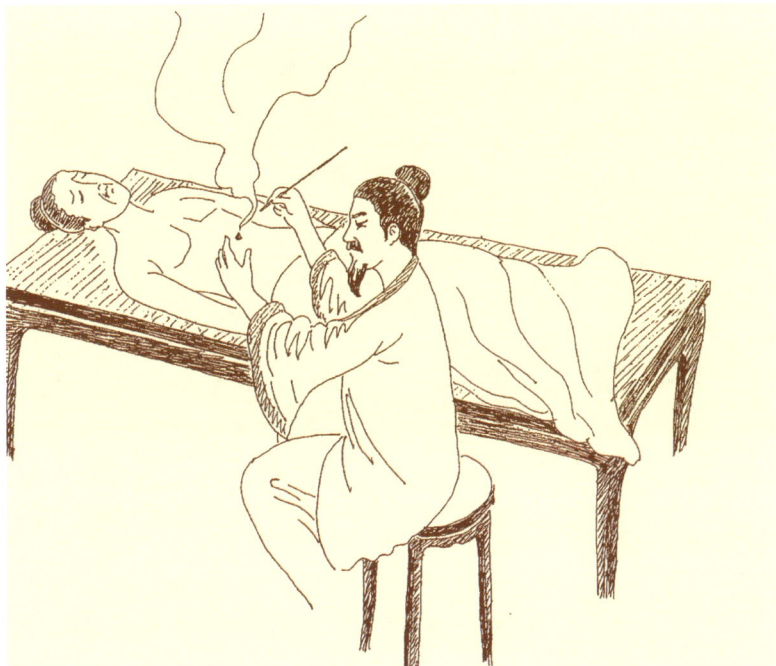

"吏部观政李邃麓腹部肿块"医案

作，高热昏迷又抽搐，病情极度凶险，杨继洲判断其患的是小儿风痫，急刺内关，行针泻法强刺激，病人随后就苏醒过来，抽搐也停止了。内关为手厥阴心包经络穴，有安神定志之功，故针刺风痫一针见效。随后经过后期调治，病人渐渐痊愈。

此后，求诊杨继洲的达官贵人数不胜数。

明隆庆三年（1569），杨继洲为尚书王西之女治疗颈项肿痛，先针原穴，后灸之，永不见发。

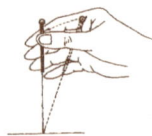

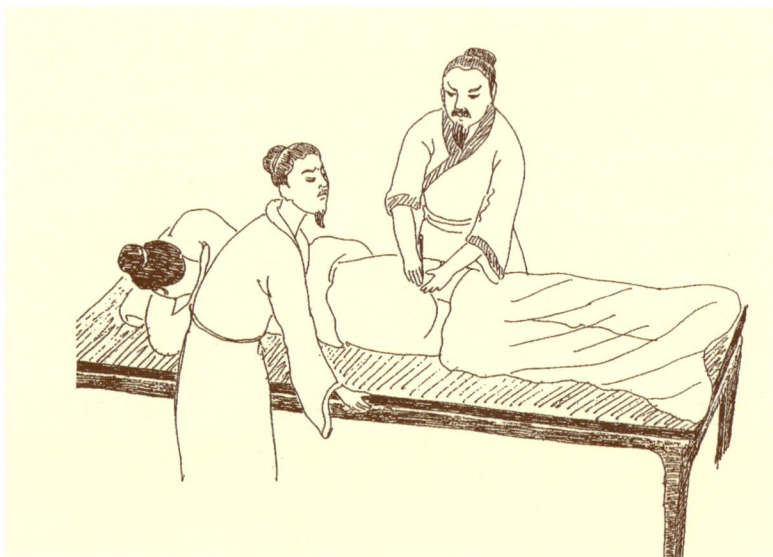

"内阁首辅张居正肛门肿物"医案

明隆庆三年（1569），杨继洲为尚书毛介川治疗脾虚泄泻，以健脾利湿之法治之而愈。

明隆庆三年（1569），经戎政王西推荐，杨继洲为内阁首辅张居正治疗肛肿之疾，以搜风顺气之剂治愈。

明隆庆三年（1569），杨继洲为文官李渐庵的夫人治疗产后血厥之危急证，针足三阴经，针后即愈。

明隆庆五年（1571），杨继洲曾到磁州，路经汤阴伏道拜谒扁鹊墓。

明隆庆五年（1571），杨继洲为武选王会泉亚夫人治疗危异之

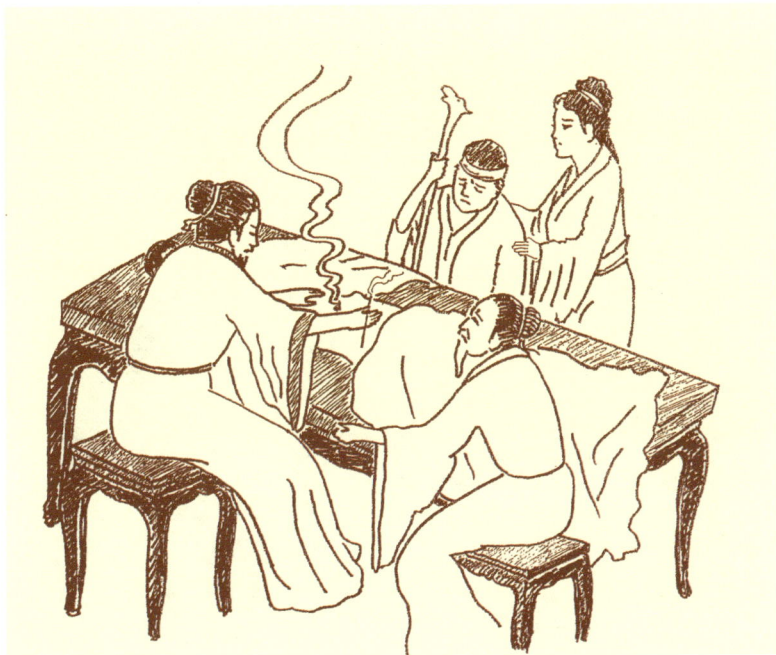

"员外熊可山痢疾兼腹部肿块"医案

疾，针内关，目即开。

明隆庆五年（1571），经同时期另一位医生徐东皋介绍，杨继洲为刑部官吏王念顿治疗咽噎，选穴膻中、气海、足三里，先针后灸，徐徐调之而痊愈。

明隆庆五年（1571），杨继洲为浙抚郭黄崖（后官至工部尚书）治疗反复发作的便血，于长强穴针二分，灸七壮则血不出。

明隆庆六年（1572），杨继洲为夏梅源（官至户部正郎）治疗

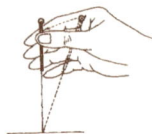

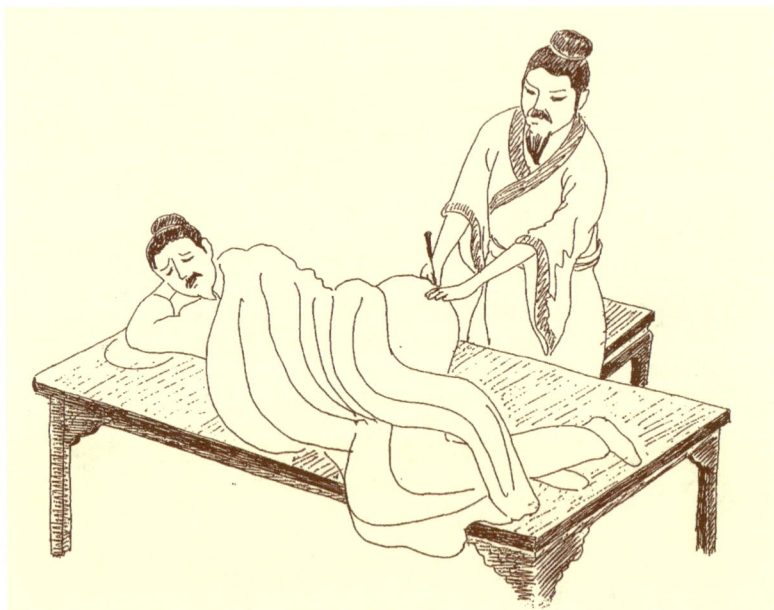

"工部侍郎许鸿宇腿风"医案

伤寒。先以柴胡加减之剂,继而针内关使脉合症,后又予以汤散而愈。

　　明隆庆六年(1572),杨继洲为虞绍东(官至扬州府太守)治疗膈气,取膻中、气海穴,先针后灸而愈。

　　明隆庆六年(1572),杨继洲为时任户部尚书王国光治疗痰火炽盛证,病人手臂难伸,针肩髃,灸肺俞后而手臂能举。

　　明隆庆六年(1572),经钱诚推荐,杨继洲为四川人陈某的孙子治疗胸前突起。杨继洲诊断为痰结肺经,选穴俞府、膻中,先针后灸,再敷以膏药,痰出而愈。

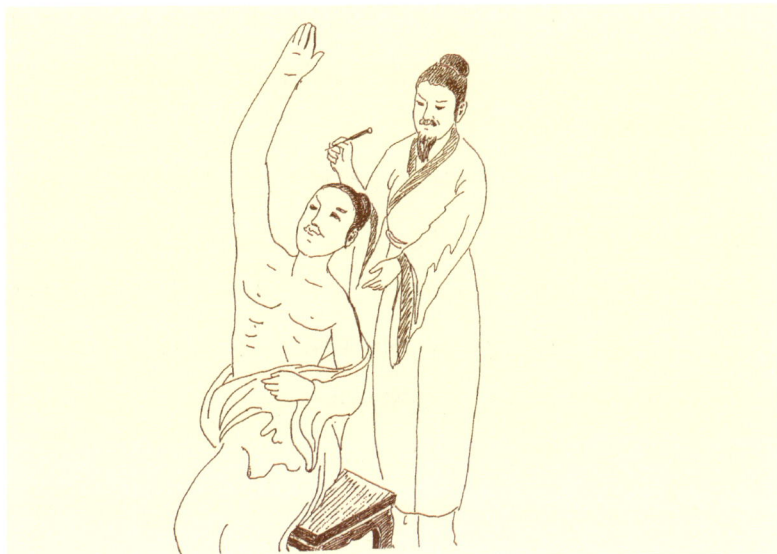

"户部尚书王国光手臂屈伸不利"医案

明万历元年（1573），杨继洲为大理籍李义河（后官至工部尚书）治疗腿痛，针风市、阴市，治愈。

明万历二年（1574），经工部正郎隗月潭推荐，杨继洲为熊员外诊治痢疾兼腹部肿块，气刺气海穴，加灸五十壮艾炷，熊员外逐渐康复。

明万历二年（1574），杨继洲为观政田春野之父治疗脾胃之疾，取穴中腔、食仓，先灸后针，病渐愈。田春野后来官至兵科给事中。

明万历三年（1575），杨继洲为通州李户侯的夫人治疗怪症，用孙思邈治邪十三针治愈。

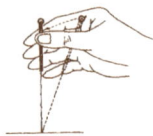

　　明万历五年（1577），杨继洲为锦衣张少泉的夫人治疗二十余年的痼症。取穴鸠尾、中脘、肩髃、曲池，第二天症状即消失，然后给以化痰健脾之药调理。

　　明万历六年（1578），杨继洲为张居正之孙治疗泻痢，灸中脘、章门而愈。

　　明万历七年（1579），杨继洲在汶上，为郭黄崖之子郭箕川的大女儿治疗急风之危笃证，灸中冲、印堂、合谷数十壮而作声。

　　明万历七年（1579），杨继洲为张靖宸的夫人治疗血崩，先用羌活汤退热，随后膏肓、足三里而愈。

　　明万历七年（1579），杨继洲为磁州同乡长子治疗痞疾，针章门等穴，痞块即消。

　　明万历八年（1580），经宝源百王公推荐，杨继洲为工部侍郎许鸿宇诊治两腿风痹，持续疼痛，判断其乃患两腿风，辨证为风湿客阻经络，应祛风除湿通络。杨继洲即针刺环跳穴、绝骨穴，泻法为主，随针而愈。

　　明万历八年（1580），杨继洲在扬州为旧友黄缜庵之子治疗面疾，针巨髎、合谷，灸足三里，治愈。

　　明万历八年（1580），杨继洲为御史桑南皋夫人治疗发热头眩，治以清热之剂，服药三帖而愈。

　　这些官员受过杨继洲的治疗，当听闻他准备出版《玄机秘要》时，

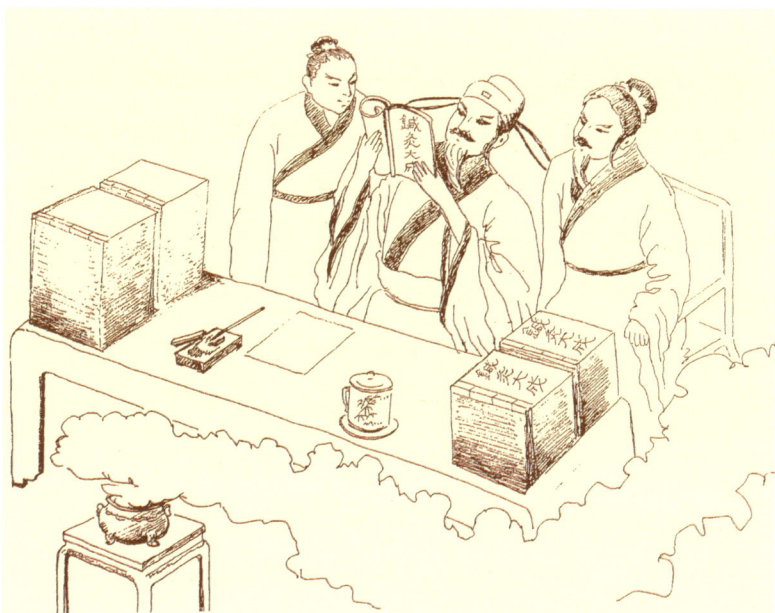

巡按山西监察御史赵文炳为《针灸大成》作序

都表示要大力支持,尤其是尚书王国光还为《玄机秘要》作一篇序文。为了此书,杨继洲四处奔波,尤其是到过扬州数次,还接受过当初在京城的至交、后来在扬州当知府的黄缜庵的钱财资助。在京城退休的几年,杨继洲一直在反思《玄机秘要》的不足之处,认为其总结得并不完善,没有个人的临床心得,随后下定决心要结合自己的医学经验,再写一本《针灸大成》。

后来机缘巧合之下,明万历二十九年(1601),杨继洲八十岁,巡按山西监察御史赵文炳罹患痿痹,药石难医,遂托人求诊于杨

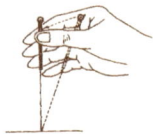

继洲。杨继洲素来敬服赵御史为人为官刚正不阿，虽然已八十高龄，毅然千里迢迢赶赴山西太原为其诊治，三针而愈。赵文炳病愈之后，积极刻印针书，也出自他一贯的济世爱民胸怀："余忧于时事，愧无寸补，恨早年不攻是业，反能济人利物也。因刻是书，传播宇内，必有仁人君子，诵而习之，精其术以寿其民者。"赵氏得到杨继洲《玄机秘要》后，感到并不完善，"犹以诸家未备"。于是应杨继洲的要求广求群书，凡是有关于针灸的书全部搜采汇集，并"委晋阳靳贤通校"，协助杨继洲，要求以《素问》《难经》等为宗旨，详列针法纲目；又令能工巧匠在太医院肖刻铜人像，详著其穴，刻画成图，配于文内，共编为十卷，取名《针灸大成》。

1601 年，以杨继洲所写《玄机秘要》为基础而编撰的《针灸大成》一书出版，巡按山西监察御史赵文炳为此书作序。《针灸大成》是我国针灸学的又一次重要总结，也是明代以来流传最广的针灸学著作，是一部蜚声针坛的历史名著。自明万历年间刊行以来，平均不到十年就出现一种版本，该书翻刻次数之多、流传之广、影响之大、声誉之著，实属罕见，故可认为是目前最受欢迎、知名度最高的针灸专著之一。此书被刊行以后，不只受到国内学术界的重视，在国外影响也很大，至今已有五十种左右的版本，并有日、法、德等多种译本。《针灸大成》总结了明以前我国针灸的主要学术经验，特别是收载了众多的针灸歌赋；重新考定了穴位的名称和位置，并附以全身图和局部图；阐述了历代针灸的操作手法，加以整理归纳，如"杨氏补泻十二法"等；记载了各种病证的配穴处方和治疗验案。本书内容丰富，有系统完整的针灸学理论，并有相当丰富的临床经验。杨氏对针灸学造诣精深，理论精辟，能广收百家之长，充实自己的学术研究。他对针刺得气、手法、透针刺、疗程、晕针等具体问题有一定的发挥。《针灸大成》对于针法、灸法理论是相提并论的。杨继洲对于刺法理论的一个最大贡献是将针刺补泻分为大小两类，他认为"刺有大小"，一类是手法较轻（平和）的"平补""平泻"，另一类是手法较重的"大补""大泻"。他将针刺补泻进行大、小分类，实质是对刺激量的定性分类，开启了针刺补泻分强弱的先河，对后世，特别是现代有关针刺手法刺激量的研究有较大的影响。

总之，杨继洲是明代一位针灸学之集大成者，他总结了明末以前针灸学的重要成果，是继《针灸甲乙经》以后，对针灸学的又一次重要总结。《针灸大成》的问世，标志着中国古代针灸学已经发展到了相当成熟的地步，后人在论述针灸学时，大多将《针灸大成》作为最重要的参考书，这与该书的学术成就、历史地位以及其对针灸学发展所做出的巨大贡献是分不开的。

[肆] 历史沿革

杨继洲长期从事医疗实践，阅历丰富，交游广泛。据现有资料分析，杨继洲虽然自嘉靖至万历间一直在京城做医官，但他一生足

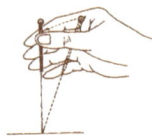

迹遍及全国的多个省份，行迹遍及闽（福建）、苏（江苏）、冀（河北）、鲁（山东）、豫（河南）、晋（山西）等地，自然把杨继洲针灸传至当地。

明以后，杨继洲针灸的流传，在衢州的六都杨村逐步影响到衢州全境，尤其以龙游、柯城、衢江、常山为著，经当地历代医家的实践、总结和人民口口相传，以及在历史进程中，与各种医学、文化要素互相融合、互相影响，进而形成有完整理论体系、独特治疗方法的医学体系，涵纳着大量的临床经验、珍贵的针灸处方，形成了极具衢州特色的区域针灸流派：主张针、灸、药三者并用，各取所长；重视基础理论、辨证选经；循经取穴；取穴少而精；

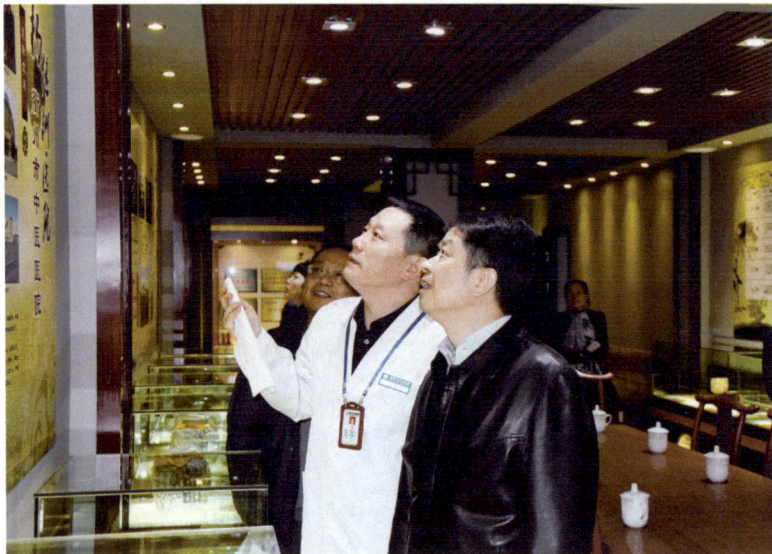

时任浙江省卫计委副主任徐润龙调研杨继洲针灸传承现状

讲究手法操作；等等。

　　杨继洲针灸从衢州境内逐渐流传到省内杭州、金华、绍兴等地，而后流传至全国各地：向南由福建一直流传到广东省；向北，流传到黑龙江省；向西北流传到河南、山西、陕西等地；向西南则一直流传到四川。杨继洲针灸还影响到海外，在日本、朝鲜、越南等国得以流传。现代杨继洲针灸思想和理论也引起了诸如德国、日本、法国、美国等国的重视，他们也对此进行研究和运用，产生了很大的影响。目前已经传播到世界一百四十多个国家和地区，并在他国开花结果，衍生出一些具有异域特色的针灸医学。

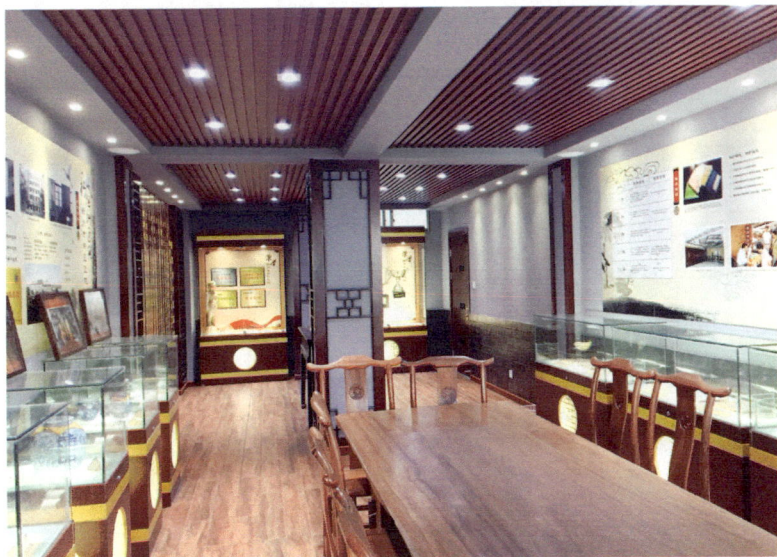

杨继洲针灸传承展示厅实景

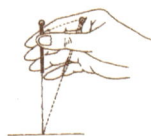

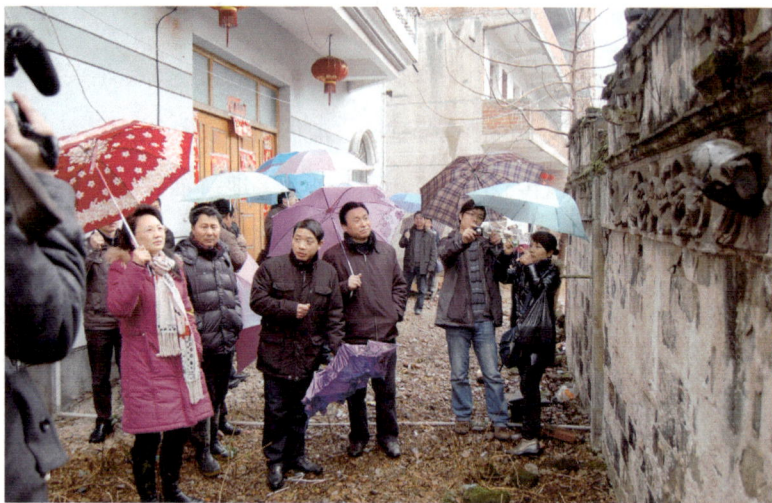

时任衢州市副市长罗卫红在六都杨村调研杨继洲祖宅保护状况

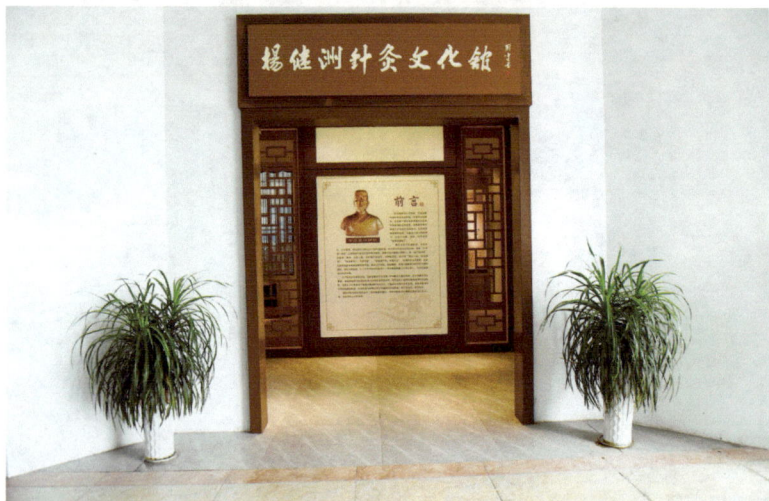

杨继洲针灸文化馆

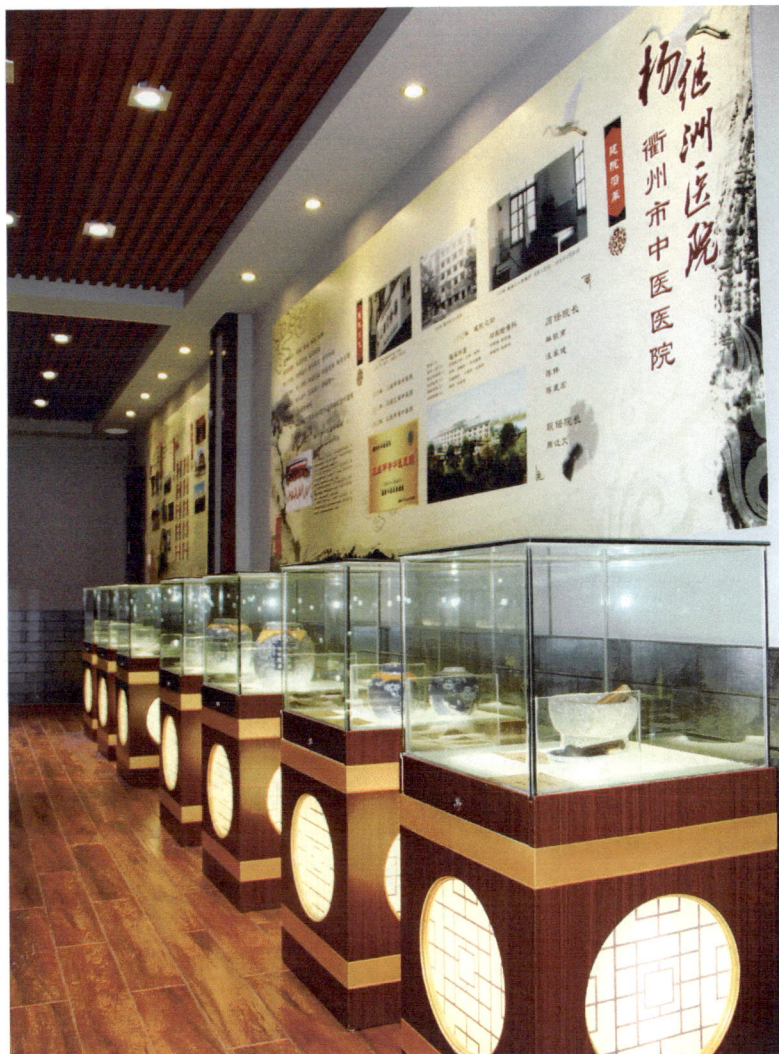

杨继洲针灸传承展示厅

鍼灸大成

上海千頃堂藏版

刻鍼灸大成序

醫關民命其道尚矣顧古之名醫

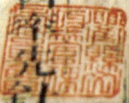

能而黃岐問難於此科為獨詳精其術者

立延沉痾見效捷於藥餌迺水鍼瀉絕傳

殊寫可惜余丞之三晉值時多事拳拳小

喝萬姓倒懸目擊民艱那克匡濟出足

醫於中途成癈輝之疾醫人援踵日試九

謂其能奏功乃於都門延名鍼楊繼洲省

戊之趙序

二、杨继洲针灸疗法

《针灸大成》继承了前代众多的文献，是以《内经》《难经》为源，以《针灸聚英》为综汇基础（包括尊崇《素问》《难经》，旁求诸家；推崇李东垣，重视『胃气为本』；重视『十二经病井荥俞经合补虚泻实』方法的应用，针、灸、药并用，不可偏执一端），又综汇各家而成。

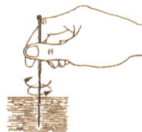

二、杨继洲针灸疗法

[壹] 针灸医方及临证经验举例

1. 中风证治

中风是针灸科风、痿、痹、痛四大证之首。杨继洲救治中风确有独到之处，他观察到中风先兆症状，提出预防中风的方法，对中风各种症候，都有一套详尽的辨治方法，较以前的针灸书有很大的提高和创新，对今日针灸临床颇具指导意义。杨氏救治中风，有以下几个特点：

(1) 辨证求因，治病求本

杨氏认为"风者百病之长也"。《针灸大成》卷八"续增治法·中风论"中指出中风的病因多由七情内伤、饮食劳倦所致。各种因素引起的中风，其症状亦有差别，如"肝中之状，无汗恶寒，其色青，名曰怒中"；"心中之状，多汗怕惊，其色赤，名曰思虑中"；"脾中之状，多汗身热，其色黄，名曰喜中"；"肺中之状，多汗恶风，其色白，名曰气中"；"肾中之状，多汗身冷，其色黑，名曰气劳中"；"胃中之状，饮食不下，痰涎上壅，其色淡黄，名曰食后中"；"胆中之状，目眼牵连，酣睡不醒，其色绿，名曰惊中"。临床中，必须根据具体病状，

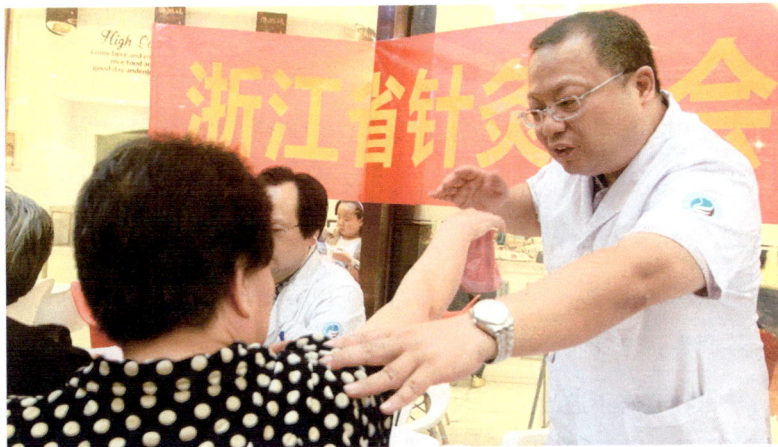

传承人金瑛诊治一名中风后肩手综合征患者

加以辨识，诊治方可切中要害。正所谓"治之先审其症，而后刺之，其中五脏六腑形症各有名，先须察其源，而名其症，依标本刺之，无不效也"。

(2) 中风危证辨识

杨氏认为对中风的危重症状必须辨识。"中风论"中说："且夫中风者，有五不治。开口、闭眼、撒尿、遗尿、喉中雷鸣，皆恶候也。"中风危候病死率很高，应及时救治。另外，对中风重症亦有记载："中于脏者，则令人不省人事，痰涎壅，喉中雷鸣，四肢瘫痪，不知疼痛，语言蹇涩，故难治也。"

(3) 初中风急救针法

杨氏主张：凡初中风跌倒，卒暴昏沉，痰涎壅滞，不省人事，

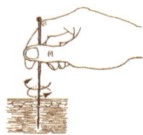

牙关紧闭，药水不下，急以三棱针，刺手十指十二井穴，当去恶血。取穴：少商、商阳、中冲、关冲、少冲、少泽（均双侧）。十二井穴刺血适用于一切昏迷和急性病。《针灸大成》卷九"治症总要"载："中风不省人事：人中、中冲、合谷。"又载若针之不效，是由于"针力不到，补泻不明，气血错乱，或去针速，故不效也。前穴未效，复刺后穴：哑门、大敦"。方中人中、哑门可醒脑开窍，大敦可泻肝热，合谷调头面部气血。杨氏中风急救针法，切合临床实用。

（4）半身不遂治法

"治症总要"载："半身不遂，中风：绝骨、昆仑、合谷、肩髃、曲池、手三里、足三里。"并指出若针后效不明显，或取效后复发是由于"针不知分寸，补泻不明，不分虚实，其症再发，再针前穴，复刺后穴：肩井、上廉、委中"。杨氏治半身不遂，取穴甚精，肩髃、曲池、手三里、合谷，通手阳明经经气，昆仑通足太阳经经气，绝骨为髓会，治疗脑髓之病甚佳，足三里益气扶正，兼通足阳明经经气。若效不明显，加用肩井，可促进上肢运动，委中通足太阳经经气，上廉更加强了通手阳阴经经气的力量。所以这张处方，治疗半身不遂，方力雄厚。

（5）阴证中风与阳证中风

杨氏认为，中风半身不遂有阴证与阳证之分，应运用不同的针刺手法治疗。"治症总要"载："阳症，中风不语，手足瘫痪者：合谷、肩髎、手三里、百会、肩井、风市、环跳、足三里、委中、阳陵泉。"

并指出应"先针无病手足，后针有病手足"。阳证中风，病邪尚表浅，也就是中风轻症，临床可见语言不利，半身不遂，多呈迟缓型瘫痪。治疗可用上方，先针健侧，后针患侧，此亦导源于《内经》的"缪刺"法。"治症总要"又载："阴证，中风，半身不遂，拘急，手足拘挛，此是阴证也。亦依治之，但先补后泻。"阴证中风指病在里，病情较深重，其中包括了复杂的病理过程，深部经脉收引，故引起拘挛与拘急之症。先补后泻即阳中隐阴之法。先补即是先扶正，使气血流畅，阳气自复。后泻即驱邪，使瘀血、痰浊之邪随针而泻。此即寓泻于补，补中有泻之妙用。这是杨氏家传秘技之一。

(6) 中风先兆与中风的预防

"治症总要"载："但未中风时，一两月前，或三四个月前，不时足胫上发酸重麻，良久方解，此将中风之候也。便宜急灸三里、绝骨四处，各三壮，后用生葱、薄荷、桃柳叶四味煎汤淋洗，灸令祛逐风气自疮口出，如春交夏时，夏交秋时，俱宜灸，常令二足有灸疮为妙。但人不信此法，饮食不节，色酒过度，卒忽中风，可于七处一齐俱灸各三壮，偏左灸右，偏右灸左，百会、耳前穴也。"

杨氏认为，对于中风证应以预防为主，早期发现早期治疗，防患于未然。如若中经络、中腑、中脏，则病逐渐严重，也就越来越难治了。杨氏提出，在发现小腿部出现酸、麻、重等感觉时，应提高警惕，及早灸治足三里与绝骨四穴，应以化脓灸为好、两足常有

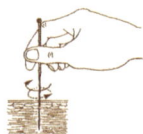

灸疮为妙。初中风时（轻症），应灸足三里、绝骨四处以及百会和健侧的耳门、听宫、听会穴，各三壮。现代临床研究证实，杨氏灸法预防中风确有实效，杨氏的方法对防治中风有重要临床价值。

2. 胁痛证治

胁痛是一种自觉症状。胁居两侧，肝、胆、脾位于两胁。肝、胆、心包络之经脉皆循布于两胁。肝气横逆、脉络瘀阻、伤寒之后，均可引起胁痛。杨氏对胁痛一证，辨证详细，治疗取穴灵活精确，于临床甚有指导意义。

(1) 郁怒胁痛

"治症总要"载："此症从何而得？答曰：皆因怒气伤肝，血不归元，触动肝经。肝藏血，怒气甚，肝血不归元，故得是症。"肝为风木之脏，主疏泄，喜条达而恶抑郁，与胆相表里。情志失调，气机郁滞，导致胁痛。杨氏对怒气胁痛，主要从肝论治。

杨氏治疗胁痛的基本处方是：支沟、章门、外关。章门是肝胆二经交会穴，又是脾之募穴，刺之可通肝、胆经经气，使胁部气机得舒。外关是手少阳三焦经络穴，又是八脉交会穴，通于阳维脉，善治耳、侧头部、胁部病症。支沟是治疗胁痛的经验效穴。郁怒胁痛宜在上方基础上加行间，杨氏注明，行间穴可"泻肝经，治怒气"。

(2) 伤寒后胁痛

"治症总要"载："亦有伤寒后胁痛者。"杨氏用上述基本处方

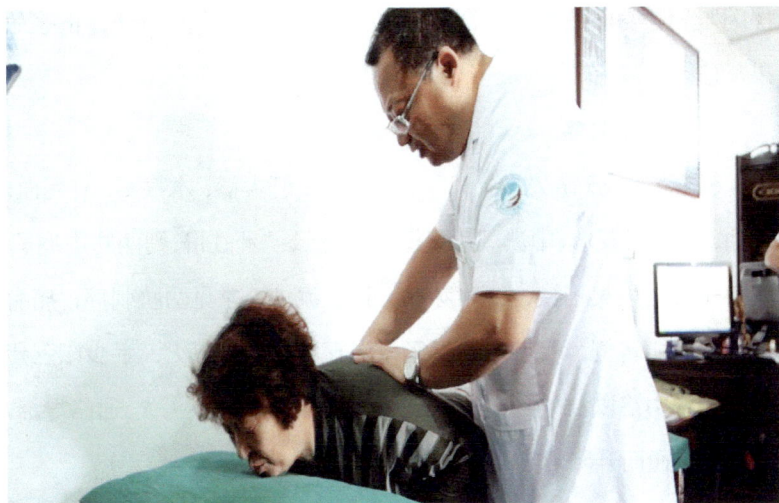

胁痛患者治疗前查体

加期门、中封。期门为肝之募穴，中封为肝经五俞穴之经穴，二穴可泻肝之实。刺期门法，杨继洲根据《伤寒论》拟定，《伤寒论》一百四十七条云："太阳与少阳并病，头项强痛，或眩冒，时如结胸，心下痞鞕者，当刺大椎第一间、肺俞、肝俞。慎不可发汗，发汗则谵语，脉弦，五日谵语不止，当刺期门。"太阳与少阳并病、头项强痛、胁痛，可刺大椎肺俞解表。肝与胆表里，肝俞去少阳之邪。还可刺期门，以解入肝之邪。

(3) 闪挫胁痛

"治症总要"载："有挫闪而痛者不可一例治也，宜推详治之。"杨氏治疗闪挫胁痛，是在原方中加阳陵泉，在阳陵泉穴下注明"治

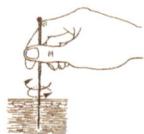

挫闪"。阳陵泉是胆的下合穴，与支沟穴相配，贯通上下，止痛效果甚佳。

（4）瘀血胁痛

《针灸大成》卷八"杂病"载："胁痛：肝火盛，木气实，有死血，痰注，肝急，针丘墟、中渎。"《灵枢·五邪》云："邪在肝，则两胁中痛。"气郁化火，风火相扇，横窜脉络，死血瘀注，常见两胁刺痛，痛有定处，不能转侧，取足少阳胆经原穴丘墟，清泻胆火，手少阳三焦经之输穴中渚以治"外经"。手足少阳同治，共同清热泻火，通络导滞，令上下贯通而升降复常，胁痛自愈。

（5）湿热胁痛

湿热郁于肝胆，则见胁痛、口苦、泛恶、黄疸等症。《针灸大成》卷八"胸背胁门"载："胁痛：阳谷、腕骨、支沟、膈俞、申脉。"阳谷是小肠经经穴，可利湿分清腕骨为手太阳小肠之原穴，是治疗黄疸的效验穴；支沟是治疗胁痛之效验穴；膈俞为血会，可活血化瘀，通络止痛；申脉为膀胱经经穴，又是八脉交会穴，通于阳跷脉，阳跷脉行于身体外侧，经胁肋后方，故可通经止痛。

（6）胸连胁痛

《针灸大成》卷八"胸背胁门"载："胸连胁痛：期门（先针）、章门、丘墟、行间、涌泉。"方中期门为肝之募穴，可治胸胁疼痛；章门为脾之募穴，又是脏之会，可治胁肋部疼痛；丘墟为胆经原穴，

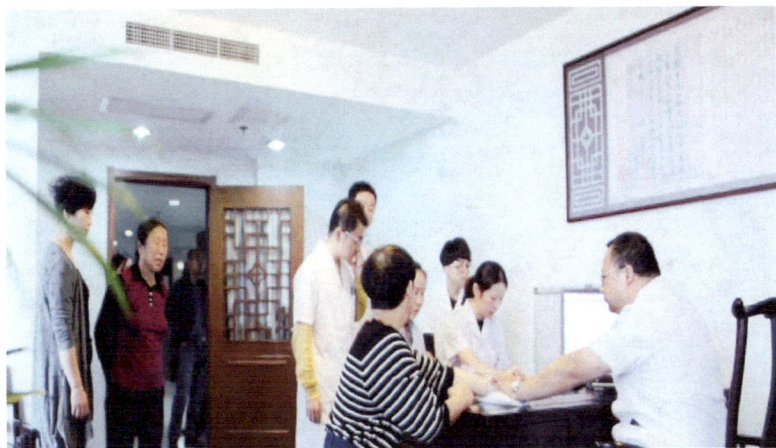

汗证患者除针灸外佐以中药内服治疗

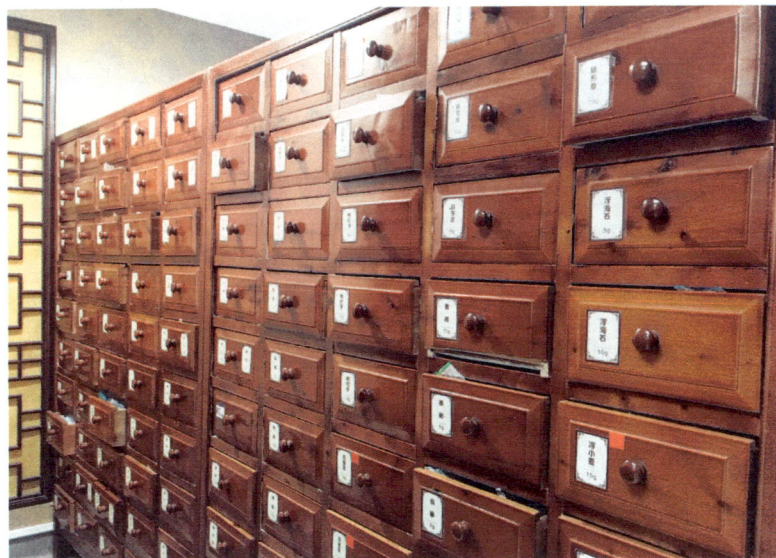

"针药并举"是杨派针灸学术思想的重要内容

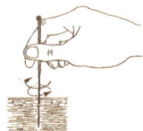

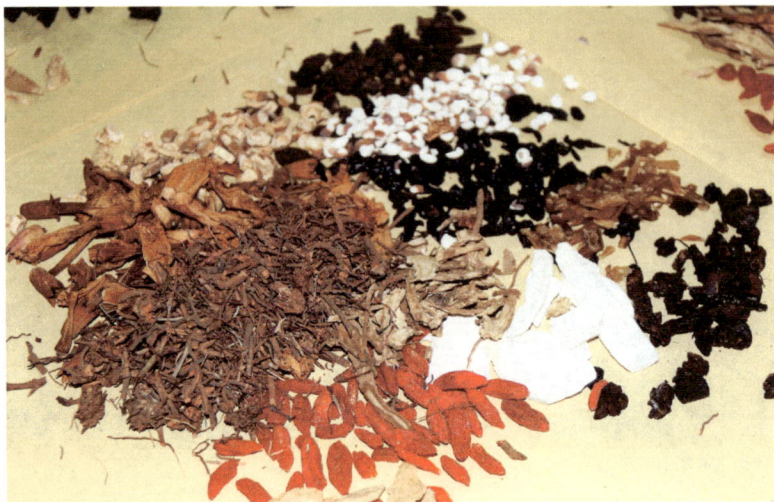

针灸结合中药内服治疗汗证

通调胆经经气；行间是肝经荥穴，可泻肝火，调肝气以治胁痛；涌泉可滋阴降火，柔肝止痛。

（7）胁脊引痛

《针灸大成》卷八"胸背胁门"载："胁与脊引：肝俞。"胁部与脊背部相互牵引而作痛，是膀胱经与肝、胆经经气郁滞。肝俞为膀胱经经穴，是肝的背俞穴，肝胆相表里，故肝俞一穴，可通脊背、两胁部之经气，经气通则不痛。

3. 汗证证治

杨氏用针灸治疗汗证，经验丰富，论述详尽，取穴精当，诸如"伤寒无汗""伤寒汗多""热病汗不出""热无度汗不止""多汗""少汗"

等，都有记载，并出方穴，颇切合临床实际。兹将杨氏治疗汗证经验加以总结，供临床参考。

(1) 伤寒无汗

伤寒无汗是由于风寒侵袭，束于肌表，寒为阴邪，其性凝滞，最易伤阳，卫阳被郁，故全身无汗，并有恶寒发热、脉浮紧等症状。《针灸大成》"治症总要"治疗伤寒无汗取穴：内庭（泻）、合谷（补）、复溜（泻）、百劳。内庭是胃经荥穴，可解阳明在里之郁热，此乃治未病，防止热传阳明，合谷主一身之气，补合谷可宣通卫阳，使毛孔开启，汗液得出；泻复溜，可激发肾经经气，使阴液回流，汗液得泄；百劳是经外奇穴，可疏散风寒。本方是治疗伤寒无汗的有效处方。

(2) 伤寒汗多

本证由于腠理疏松，复感风邪，营卫失调所致，当有发热恶风、头痛汗出、鼻鸣干呕、苔薄白、脉浮缓等症。卫外阳气与风邪相争故发热；风性开泄，使腠理疏松，营阴不能内守，所以汗出恶风；风邪袭表，太阳经气不利，故见头痛；肺气不利则鼻鸣；胃气不降则干呕。脉浮缓为风邪袭表之证。"治症总要"治疗本证处方取穴：内庭、合谷（泻）、复溜（补）、百劳。内庭平补平泻可治干呕，胃已上逆之症；风邪较寒邪为缓，伤卫阳亦轻，泻合谷意在祛除风邪，邪去自安，风邪一去，发散之势必减，故发热汗出诸证亦自减轻；

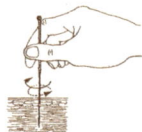

补复溜乃补肾之阴，阴足则阴液必内守，汗出自减；百劳可疏散风邪。处方随与伤寒无汗证相同，但手法相反，一补一泻，使虚实得复，营卫自调，邪去正安，此正是杨氏重手法之妙用也。

(3) 热病汗不出

热病包括各种发热性疾病。热病可由伤寒传经而来，如伤寒的阳明病、少阳病，也可由感受风热、暑热、湿热之邪而来，即为湿病。发热汗出是热病的自然现象，发热汗不出多由气机不利、热邪内陷不能向外透达所致。《针灸大成》卷八"杂病"治疗热病汗不出处方是：商阳、合谷、阳谷、侠溪、厉兑、劳宫、腕骨，以导气。导气之法当用平补平泻为宜。合谷为大肠经原穴，腕骨为小肠经原穴，此二穴可疏导太阳、阳明之经气，以使热邪外达；阳谷是治热病无汗的效验穴；商阳、厉兑是手足阳明经之井穴，二穴可泻热开窍，交通阴阳；侠溪是胆经荥穴，可泻胆经、少阳经之热；劳宫为心包经荥穴，可泻营阴和心包之热。因此本方诸穴，共奏导气开闭、清营透热、清热开窍之效。

(4) 热无度汗不止

此证乃热在阳明气分，证见大热大汗出，大烦渴，脉洪大。邪入阳明，燥热亢盛于内，充斥于外，故身大热；热蒸于里，逼津外泄，故大出；热盛伤津，故口渴引饮；里热盛，故脉见洪大有力。《针灸大成》卷八"杂病"载："热无度汗不止：陷谷，以泻热。"陷谷为足阳明胃经五输穴之俞穴。《灵枢·邪气脏腑病形》载："荥俞治外经，合治内府。"阳明气分热，乃为阳明经证，当取荥穴或俞穴治之。陷谷针刺用泻法，可泻阳明经热，热减则汗自少，热退则汗自消，笔者认为，本方若加合谷、内庭则泻阳明热之力更雄，临床可加以变通运用。师其法而不泥其方。

(5) 多汗

多汗是较正常排汗为多的一种病证，临床中可见外感病和内伤病，是由于人体阴阳、气血、营卫、脏腑失调所致。外感病可见于伤寒多汗、阳明经热大汗，湿热郁于中焦或上焦的头汗。内伤病可见于卫气虚的自汗、阴虚的盗汗和手足心汗等。《针灸大成》卷八"汗门"载："多汗：先泻合谷，次补复溜。"合谷是大肠经原穴，有退热之作用，先泻合谷可祛邪以扶正，退热而止汗，"阴者，藏精气而起亟也；阳者，卫外而以固也"。泻合谷亦可激发手阳明大肠经经气，以坚固卫阳，使津液不外泄。后补复溜可益肾阴，阴足则津液内守而不致外泄，故本方可适用于各种多汗证。

(6) 少汗

少汗、无汗主要见于伤寒表实证，亦可见于脏腑阴阳失调，气机郁闭，津液不能畅达之内伤病。《针灸大成》卷八"汗门"载："少汗，先补合谷，次泻复溜。"合谷是大肠经原穴，补合谷可以祛邪，发汗而退热，对于内伤病则可宣通气机，使津液外达而治疗少汗。次

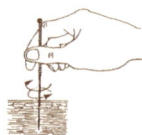

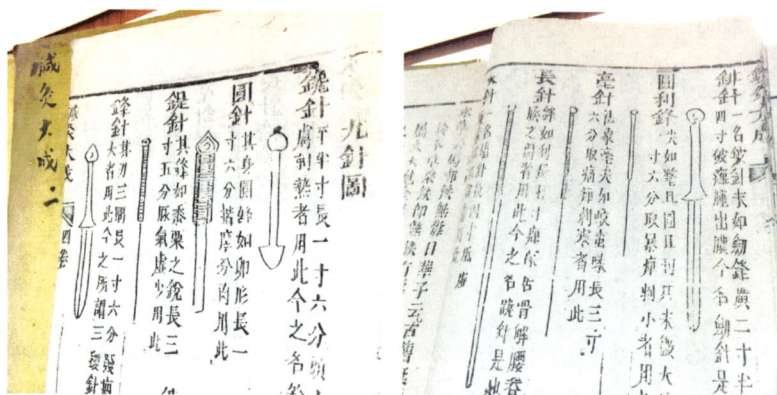

记载于《针灸大成》的古代九针图

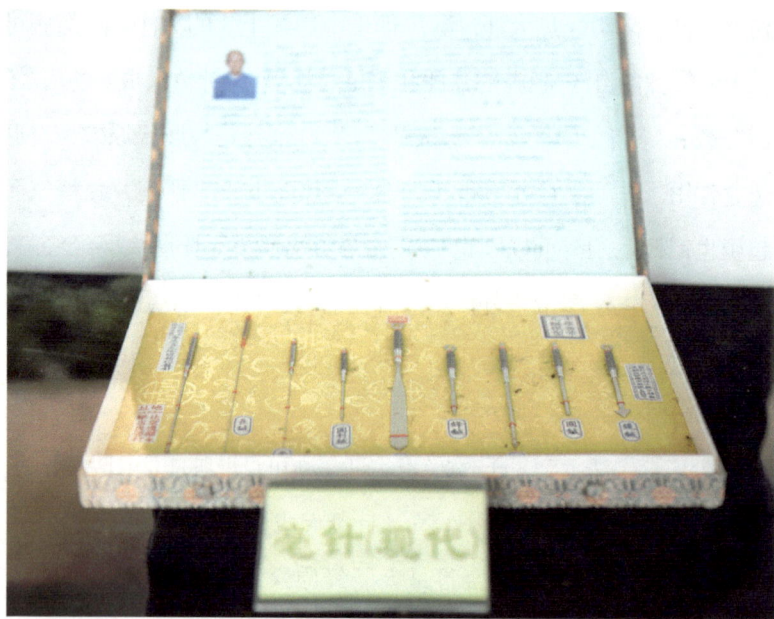

现代毫针

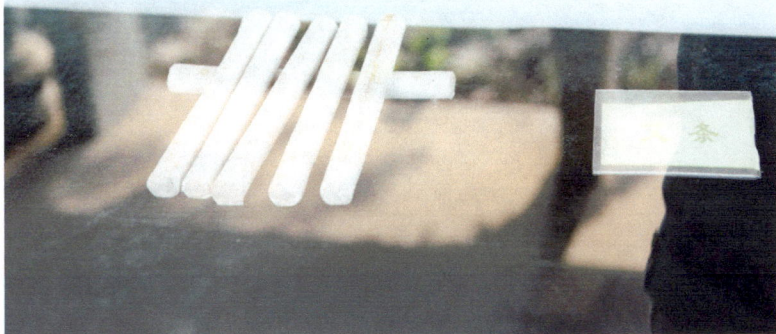

现代常用艾灸用艾条

泻复溜可激发肾经经气，肾主水液，肾气强则水精四布，津液畅达则汗液充足，自可治疗少汗或无汗之证。

[贰] 杨继洲针灸手法

1. 十二字分次第手法

（1）爪切：爪而下之也

歌曰："取穴先将爪切深，须教毋外慕其心，令彼荣卫无伤碍，医者方堪入妙针。"

"凡下针，用左手大指爪甲，重切其针之穴，令气血宣散，然后下针，不伤于荣卫也。"

经云："知为针者信其左，不知为针者信其右。"《标幽赋》有云：

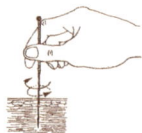

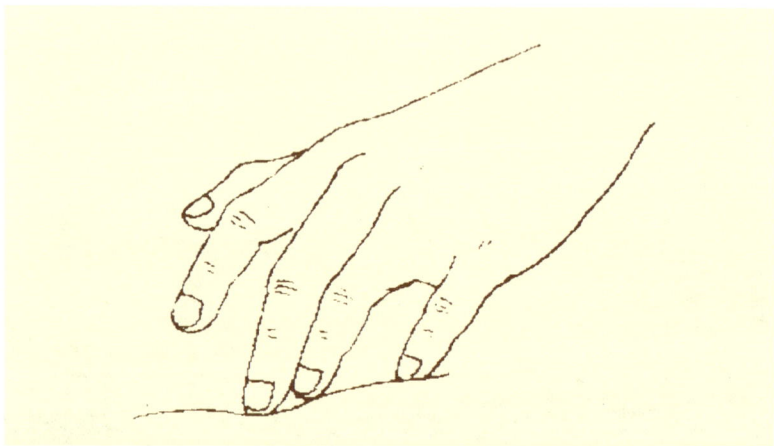

爪切之切法

"左手重而多按，欲令气散；右手轻而徐入，不痛之因。"杨氏在注
解这句话时，是这样解释的："下针之时，必先以左手大指爪甲于穴
上切之，则令其气散，以右手持针，轻轻徐入，此乃不痛之因也。"
由此可见，杨继洲是十分重视押手[1]的作用，提倡双手进针的。押
手操作在针刺治病过程中，针刺前有探明穴位、分散病人注意、减
少针刺疼痛、分散卫气和固定腧穴局部的作用；针刺中，有配合刺
手进针、行气、引导进针和改变经气运行方向的作用；针刺出针后，
有实施补泻操作、防止经气外泄、预防针穴局部气滞血瘀和解除
滞针现象的作用。另外，切穴在于"一其神"也。术者、病者皆能

---

[1]　押手：针刺操作时，医者用来按压辅助进针的手。

专心致志于针。"神气定、息数匀"方堪入针。盖针法要旨于调气、治神,"重按其穴"实与调气、治神紧密相关,故杨继洲曰:"下针之秘法也。"因此,现代针刺强调针刺治病时不仅要重视刺手的操作手法,还要注重押手的操作,左右手要密切配合,更大地发挥针刺疗效。爪切,杨继洲强调"重切",可见不仅仅是确定穴位的位置,而是要"令气血宣散","不伤于荣卫",同时,亦暗含刺有深浅之意。杨继洲不但指出了押手的重要性和具体操作方法之一,而且阐释了其原理。可见其在宗于《内经》《难经》的基础上,有了更深层次的发挥。

(2)指持:持而贯之也

歌曰:"持针之士要心雄,势如握虎与擒龙,欲识机关三部奥,须将此理再推穷。"

"凡下针,以右手持针,于穴上着力旋插,直至腠理,吸气三口,提于天部,依前口气,徐徐而用。正谓持针者手如握虎,势若擒龙,心无他慕,若待贵人。"

经言:"持针之道,坚者为宝。正指直刺,无针左右。神在秋毫,属意病者。审视血脉者,刺之无殆。"认为持针要坚牢有力。《素问·宝命全形论》指出针刺的时候要"如临深渊,手如握虎,神无营于众物"。《标幽赋》:"目无外视,手如握虎;心无内慕,如待贵人。"杨氏在注解该句时,认为"此戒用针之士,贵乎专心诚意,而自重也。

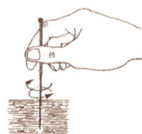

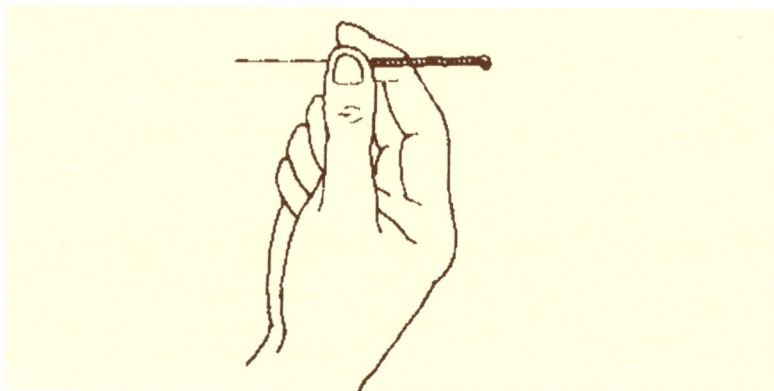

指持

令目无他视，手如握虎，恐有伤也；心无他想，如待贵人，恐有责也"。故杨在口诀中说"持针之士要心雄，势如握虎与擒龙"，无非是要提醒术者集中注意力，全神贯注于病者，以期较佳疗效。同时，也体现了杨的医德医风。

(3) 口温：温而和之也

歌曰："温针一理最为良，口内调和纳穴场，毋令冷势相争搏，荣卫宣通始得祥。"

"凡下针，入口中必须温热，方可与刺，使血气调和，冷热不相争斗也。"

经曰："寒则地冻水冰，人气在中，皮肤致，腠理闭，汗不出，血气强，肉坚涩。当是之时，善行水者，不能往冰，善穿地者，不能凿冻，善用针者，亦不能取四厥。"

《标幽赋》："次藏口内，而欲针温。"杨继洲对此的解释是"次将针含于口内，令针温暖与荣卫相接，无相触犯也"。亦即提高针体的温度，使针下荣卫易于相接，避免针体的寒凉与人体内部的温暖相犯，从而更加有利于针下得气，提高疗效。口温一法，目前临床早已扬弃，但所旨"冷热相争与荣卫气机之关系"，仍有指导意义，是"口温"之法宜革，而其理宜存。尤其虚寒患者，欲其气至病所，熨调其经，以和其血脉，实为行针调气之必要条件。因此口温针在临床上被温针灸等方法所取代，但是其实质是相同的。

(4) 进针：进而内之也

歌曰："进针理法取关机，失经失穴岂堪施，阳经取陷阴经脉，三思已空再思之。"

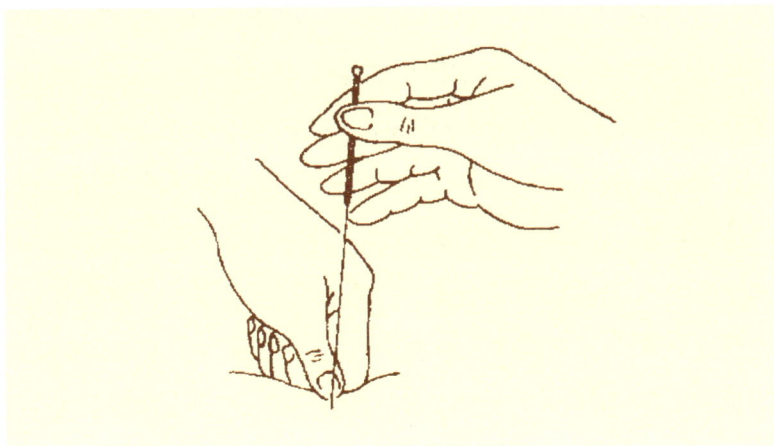

爪切进针法

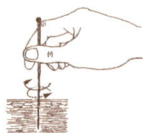

"取陷"：陷下为真，筋骨之间，陷中取穴也。

"阴经脉"：阴分郄腘之内，必有"动脉相应"也。

"凡下针，要病人神气定，息数匀，医者亦如之。关机最密，切勿太忙。须细审经络穴所在何部分，不可轻施其针，失于经络穴所也。如在阴部，必取筋骨间陷下之处，则不伤于筋骨；如在阴分郄腘之内动脉相应间，则以爪重切经络，少待片时，方可进针。"

此言，进针必先确定正确部位。欲调其神气，必中其气穴。这里着重指出了阳经取陷，阴经取脉。诸凡阳经之穴，多在二筋二骨之间。皮肉薄者，陷下为真；皮肉厚者，按之酸楚是穴。阴经诸穴，多在动脉之侧，而有"动脉应手"也。杨氏所强调者，进针取穴之要旨，盖"进针理法"，在于刺中其"关机"也。进针之时，杨氏强调医患均须神气定，呼吸均匀，精神专一，即"治神"和"守神"。"治神"是要求医者在针刺治疗中掌握和重视病人的精神状态和机体变化。精神因素在针灸临床治疗中与医患双方都有密切关系，它对于针刺操作手法要求、针刺疗效都有其重要意义。《素问·宝命全形论》说："凡刺之真，必先治神。"《灵枢·本神》中也说："凡刺之法，先必本于神。"又说："是故用针者，察观病人之态，以知精神魂魄之存亡得失之意。"十分强调治神的重要性。说明医生既要观察疾病的表现，又要了解病人的精神状态和思想情绪。在全面掌握上述情况的前提下，运用与之相适应的针刺手法，才能获得预期的治疗效果。

"守神"是要求医生在针刺治疗中，精神集中，全神贯注，专心致志地体会针下感觉和观察病人反应。《灵枢·九针十二原》："粗守形，上守神……神在秋毫，属意病者。"要求医生在进针时必须做到"必一其神，令志在针"。行针时做到"目无外视，手如握虎，心无内慕，如待贵人"。由此可知，针刺治病，自始至终都要密切注意病者的精神变化，同时医生必须聚精会神，全神贯注地进针。只有这样，才能较快地得气，并根据气血的虚实变化，准确地运用针刺补泻手法，达到预期的治疗效果。

(5) 指循：循而通之也

歌曰："循其部分理何明，只为针头不紧沉，推则行之引则止，调和血气两来临。"

"凡下针，若气不至，用指于所属部分经络之路，上下左右推而行之，引而止之，往来循之，使血色上下均匀，针下自然气至沉紧，得气即泻之意也。"

循法，出自《素问·离合真邪论》："不足者补之奈何？……必先扪而循之。"王冰注："扪循，谓手摸。扪而循之，欲气舒缓。"《针经指南》指出："循者，凡下针于穴部分经络之处，用手上下循之，使气血往来而已。经云：推之则行，引之则止。"未针之前，以手指于经穴之旁，往来而按摩之，能使气血壅滞而郁结者得以宣散，然后下针，"刺营无伤卫也"。已针之后，"刺之而气不至者"，针下空

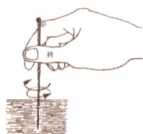

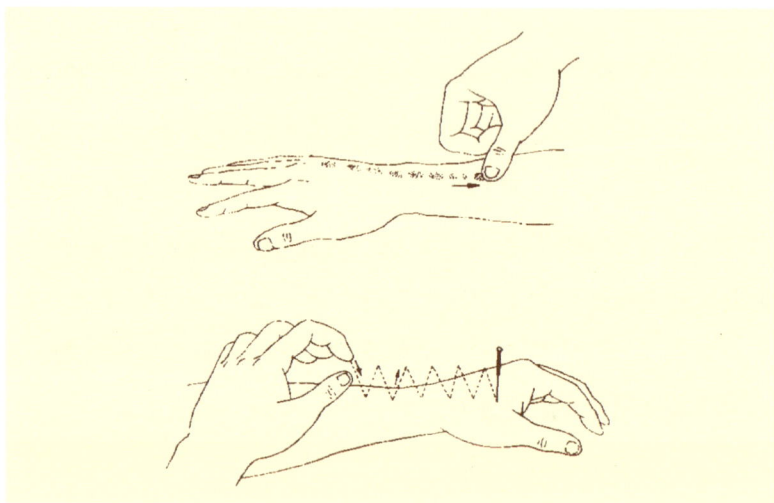

指循法

虚，"如闲处幽堂之深邃"，这时即用指循，在经络循行线路上下左右循摸，拍打，使气血往来，即"催气"。现代研究显示，循摄等手法有激发循经感传的作用，可使隐性感传转化为显性感传，而出现术者手下针感沉紧，患者感到针下酸、麻、胀，甚至出现针的周围肌肉抽动、肌肉不自主跳动等现象，所以循法是催气的重要方法之一。

现代针刺中用循法还不止于此，进针前用手指指腹以同等压力循切经络腧穴，以诊察相应腧穴过敏压痛、酸楚、麻木、皮下结节等变化，作为经络辨证和循证取穴的参考。循法还有促使已至之气，沿经络循行路线扩散蔓延和行走的作用。如针合谷穴后，行针时配合沿手阳明大肠经循行路线拍、叩、循、按，常可使针感向下至食指端，向上至肘、臂、面。滞针后在针的周围循按，有解除滞针的作用，可使气血流畅而消除针体涩滞。进针前后在经络循按，还可消除病人恐惧、紧张情绪，使肌肉松弛，利于进针，因而亦可使针刺时疼痛减轻。

古人针法，常以按、压、循、摄、爪切等施于未刺之先，所以致其气也；针入而气不至者，或静以久留，以待其气；或并益之以动、摇、进、退、搓、弹等法，亦皆所致气者也。

（6）爪摄：摄以泄之

歌曰："摄法应知气滞经，须令爪切勿交轻，上下通行随经络，故教学者要穷精。"

"凡下针，如针下邪气滞涩不行者，随经络上下，用大指爪甲切之，

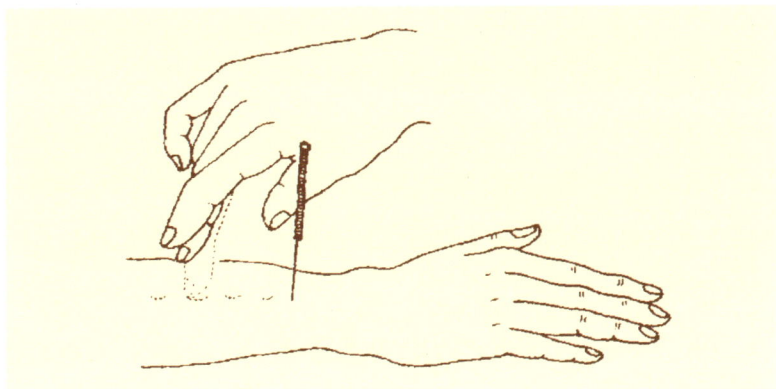

爪摄法

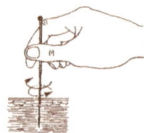

其气自通行也。"

摄法，源于《素问·离合真邪论》"切而散之"。《针经指南》首列摄法，云："摄者，下针如气涩滞，随经络上下，用大指甲上下切，其气血自得通也。"此法，亦用爪，而用力宜重。对于邪气较盛之疾病，往往进针后，针下紧涩，可以此法，使其（邪）气自通行也。摄法在临床上常用于行气和解除滞针。针刺后如感应不显，以指甲沿经按切（摄），可促使气血运行，加强针感。《金针赋》云："循而摄之，行气之法。"滞针后在针穴上下切摄，可使局部肌肉松弛从而解除滞针。

指循、爪摄二法，同属按摩手法。但前者用于气虚不足之症，用力宜柔和，所以导其正气也；而后者多用于邪实有余之症，用力宜重，所以迫邪气之宜泄也。

(7) 针退：退而引之也

歌曰："退针手法理谁知，三才诀内总玄机，一部六阴三气吸，须臾疾病愈如飞。"

"凡退针，必在六阴之数，分明三部之用，斟酌不可不诚心着意，混乱差讹，以泻为补，以补为泻，欲退之际，一部一部以针缓缓而退也。"

《针经指南》："退者，为补泻欲出针时，各先退针一豆许，然后却留针，方可出之。"《针灸问对》又掺以呼吸，以别补泻，提出：

"凡施补泻，出针豆许，补时出针，宜泻三吸；泻时出针，宣补三呼，再停少时，方可出针。"杨继洲结合《针经指南》的"退"和呼吸，九六补泻，在退针过程中，强调一步一步缓缓而退，分三步操作。常用于泻邪实之有余，系《难经》"动而伸之是谓泻"之法而有所阐发。而退针强调分"三才""六阴"之用。说明动伸而退，宜一部一部，缓缓而退。古人以疾徐、进退分补泻，故针退须缓。这种泻邪之手法，可期"疾除以止"。故歌曰"须臾疾病愈如飞"，言其应手取效于片时也。

(8) 指搓：搓而转之也

歌曰："搓针泄气最为奇，气至针缠莫急移，浑如搓线攸攸转，急转缠针肉不离。"

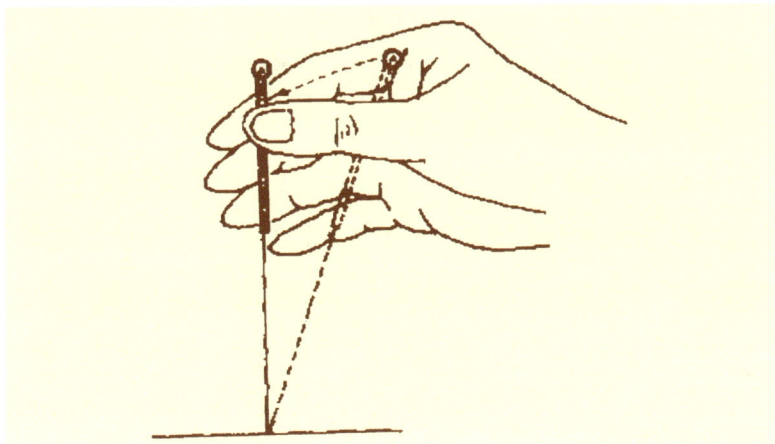

指搓法

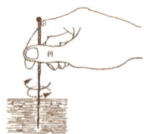

"凡转针，如搓线之状，勿转太紧，随其气而用之。若转太紧，令人肉缠针，则有大痛之患。若气滞涩，即以第六摄法切之，方可施也。"

《素问·阴阳应象大论》曰："左右者，阴阳之道路也。"升降出入之机，原不离乎左右，阳左而升，阴右而降，故针刺补泻行气之法，亦不离乎左右升降之用。故杨继洲云："以大指次指相合，大指往上，进之为左，大指往下，退之为右。此搓之使气至之法。针入而气不至，转针取之。"

搓转之法，又实寓随济迎夺之意。《针灸大成·经络迎随设为问答》中迎随之法曰："补，随其经脉，推而按内之""泻，迎其经脉，提而动伸之""补针左转，大指努出；泻针右转，大指收入"，故杨氏曰"此则迎随之法也"。徐风《金针赋》"搓以去病"，为十四字手法之一。《拦江赋》"按定气血病人呼，重搓数十把针扶，战提摇起向上使，气自流行病自无"。

夫先转针而兼"上、进""下、退"者，实是合提插、捻转于同一。故杨氏曰"此则左右补泻之大法也"。用针之道，以气为主。施此法，慢慢转动，勿令太紧。若转之太紧，气至而针缠，则仍可爪摄以通之。

现代针刺研究认为，搓法有守气、催气和行气的作用。如气不至用搓法，可获得针感。如气已至，搓法可使气聚针下而不去，有守气作用。用重搓法后扶正针柄，勿让针体回转，且将针尖略向病所方向倾斜，再轻轻摇针，可促使气至病所，有行气作用。现代针刺手法在搓法的基础上，发展形成了滞针术。即指针刺至穴内一定深度后，术者搓捻针柄，使针尖与周围组织缠紧，针下出现"滞针"感，以激发经气、促使运动的手法。在临床上，滞针术可与刮法、震颤术结合应用，形成不同的操作术式。用滞针术可使针下气聚，维持与加强局部针感；如辅以震颤、刮针方法，则可促使经气运动，循经传导，气至病所，有行气的作用。

(9) 指捻：捻而行之也

歌曰："捻针指法不同，一般在手两般穷，内外转移行上下，邪气逢之疾岂容。"

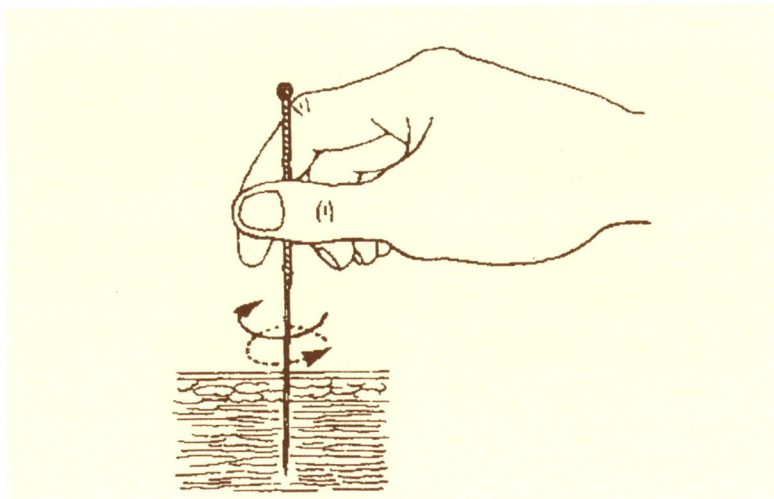

指捻法

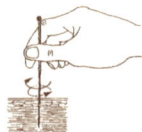

"凡下针之际，治上大指向外捻，治下大指向内捻。外捻者，令气向上而治病；内捻者，令气至下而治病。"

捻与搓，若有内外左右之别，然内外亦左右也，皆为转针之法，唯捻在进退中寓有上下，所以使阴阳内外营卫之气流通；而搓分内外左右而着力，所以使气行上下而达病所耳。

"指捻"之法，不论补泻均在人部行之。"如出至人部，内捻者为之补，转针头向病所，令取真气以至病所。如出至人部，外捻者为之泻，转针头向病所，令挟邪气退至针下出也。此乃针中之秘旨也"。作为一种基本手法，《灵枢·官能》篇说："切而转之"，"微旋而徐推之"。其中的旋和转，即指捻转体的动作。《内经》中有关捻转针体动作的描述，尚无左转、右转的区别，尽管后世有以左转、右转针体来注释《内经》针刺补泻手法的，但毕竟无可靠的文献依据。直至金人窦汉卿《针经指南》才以左转、右转的动作，来区别针刺补法和泻法，从而发展为捻转补法手法。捻转，又称为捻或转，临床应用广泛。除捻转可以进针之外，还可配合提插以催气，配合针向与呼吸行气。

(10) 指留：留以养之也

歌曰："留针取气候沉浮，出容一豆入容阵，致今荣已纵横散，巧妙玄机在指头。"

"如出针至于天部之际，须在皮肤之间留一豆许。少时方出针也。"此泻而养其正也。

指留，窦氏十四法中没有此一法，是杨继洲新增加的一法。《素问》云："刺实须其虚者，留针待阴气至，乃去针也。刺虚须其实者，留针待阳气备，乃去针也。"杨氏认为，指留的作用是"令荣卫纵横散"，即交通荣卫的作用。

(11) 针摇：摇而伸之也

歌曰："摇针三部六摇之，依次推排指上施，孔穴大开无窒碍，致令邪气出如飞。"

"凡出针三部，欲泻之际，每一部摇一次，计六摇而已。以指捻针，如扶人头摇之状，庶使孔穴开大也。"

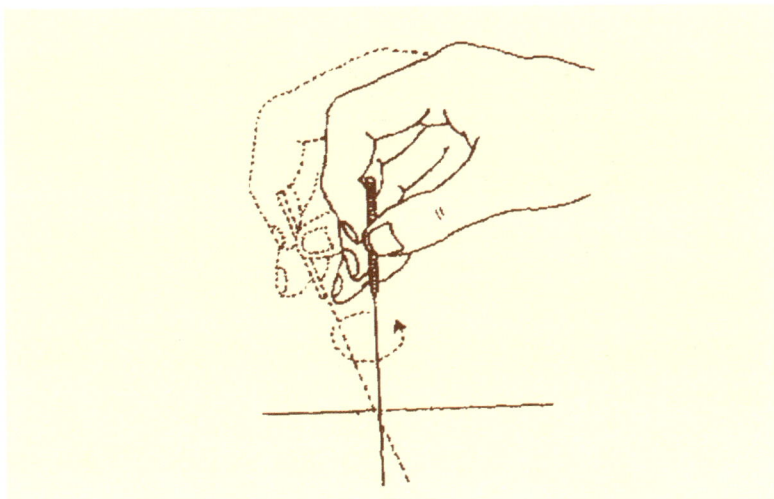

摇法

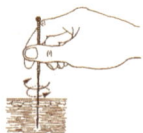

摇者，动也。摇动其针，以待气至。伸者，提也。先深而后浅，自内到外，提动空歇豆许，以候气也。欲泻之时，"动摇而退，提针一豆行，摇而停之，使气聚针下，以推动经气之流行"，此泻实行气之法也。《灵枢·官能》："遥大其穴，气出乃疾。"遥，即摇动针体，是泄泻邪气之法。《针经指南》云："摇者，凡泻时欲出针，必须动摇而后出。"杨继洲强调了分"三部"摇而出针的方法，是其独特之处。动摇其针，其应在针头，这种方法，实已将"三才""九六""开阖""透天凉"等诸法中的泻法，结合运用在一起了。复式手法中的"赤风摇头"、龙虎交战中的"白虎摇头"手法，均运用到了摇法。现代临床主要用于泻实清热和行气止痛。出针后针感仍然存在，有泻实清热作用，可用于实证、热证，常常与开阖泻法同用。摇法结合捻转、提插，可以使针感扩散，加强针感，通关过节，尤其适用于风湿关节痹病。

(12) 指拔：拔而出之

歌曰："拔针一法最为良，浮沉涩滑任推详，势犹取虎身中尾，此诀谁知蕴锦囊。"

"凡持针欲出之时，待针下气缓不沉紧，便觉轻滑，用指捻针，如拔虎尾之状也。"

经言："下针贵迟，太急伤血；出针贵缓，太急伤气。"杨氏"指

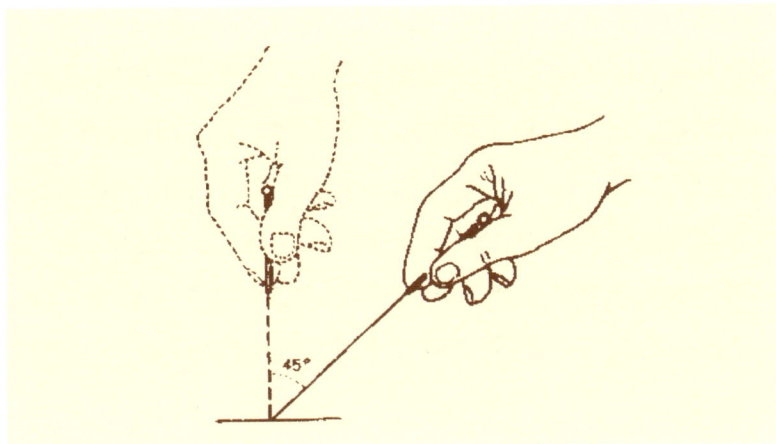

拔法

拔"之法用于"指留"之后。此时针头在天部[1]和皮肤之间，亦必待针下不沉涩而轻滑时，乃可轻捻而出针。泻则摇大其孔，补则急扪其穴。

"指拔"言其动作之敏捷也。"用指捻针而出如拔虎尾之状"。宜沉着仔细，不能粗心大意，妄用强力。若能如是，则感平复，气血营卫和调，邪气得泄，而正气存内。既无后遗痛胀不适之感，亦可无患针出则病复之虑。在临床上，出针法应根据病证虚实、患者体质、针刺深浅和腧穴特点等具体情况正确施行，否则会影响疗效，甚而引起出血、血肿、针刺后遗感等不良后果。《灵枢·邪气

[1]　天部：天部为穴位深浅分部名，亦称"天才"，指浅层。

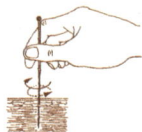

藏府病形》篇说："刺滑者，疾发针而浅内之，以泻其阳气而去其热。刺涩者，必中其脉，随其逆顺而久留之，必先按而循之，已发针，疾按其痏，无令其血出，以和其脉。"经文中的"发针"即是出针。《素问·针解篇》说："徐而疾则实者，徐出针而疾按之；疾而徐则虚者，疾出针而徐按之。"都说明出针的快慢宜以脉象之滑涩、病证之虚实等为依据。《金针赋》说："出针贵缓，太急伤气。"《医经小学》说："出针不可猛出，必须作三四次，徐徐转而出之则无血，若猛出必见血也。"

总歌曰："针法玄机口诀多，手法虽多亦不过；切穴持针温口内，进针循摄退针搓。指捻泻气针留豆，摇令穴大拔如梭，医师穴法叮咛说，记此便为《十二歌》。"

《十二歌》是杨继洲总结前人针刺补泻的基本操作手法，结合临床实际而得之，堪称珍贵而实用。

十二法中着眼于得气的有持针、指循、爪摄、搓针、捻针。《难经》言："不得气，是谓十死不治也。"若下针后不得气，杨氏主张选施搓、指循、爪摄手法以催气。

《千金要方》提出："凡用针之法，以补泻为先。"十二法中直言补泻者，有捻针、摇针。强调补泻时，针头须转向病所，以达到补泻之目的。

在十二法中，杨氏是强调双手配合的。《难经》中说："知为针者信其左"，十二法中的爪切、指循、爪摄是使用左手的。

　　杨氏针法虽源于《素问》《难经》，但已有发展，尤其"指留"一法，去邪养正，实为杨氏不传之密。

杨氏十二字分次第手法一览表

名称	手	临床意义
爪切	左手大指爪甲重切其针穴	进针时病人不感觉痛，故不伤营卫
指持	右手持针于穴上，着力施插，直至腠理，徐徐而用	下针时思想高度集中，随时观察患者神色，才能收到良好的效果
口温	下针前将针放入口中温热	气血虚弱的病人，宜取其法（因不符合消毒要求，现已不用）
进针	病人神气定、息数匀，医亦如之。在阳部必取筋骨之间陷中，在阴分以爪甲重切经脉，少待方进针	病人疾步而来，或汗流浃背，应注意休息，使其神气定，避免晕针等意外
指循	下针如气不至，以指其所属经络之路，使气血往来，上下均匀，则针下气至沉紧	临床上遇下针后一时不得气，运用此法往往成效
爪摄	下针如感邪气滞涩不行，即随经络上下用大指爪甲切之	邪气滞针或精神紧张而滞针，可以此法使气通行而针滞缓解
针退	欲退之际，一部一部以针缓缓而退	退针宜遵此，不然则影响效果
指搓	治上大指向外捻（泻），治下大指向内捻（补）。外捻令气上而治病，内捻令下而治病	掌握此法，能使气至病所，提高疗效
指捻	治上大指向外捻，治下部大指向内捻。内捻者为之补，令取真气以至病所；内捻者为之泻，令狭邪气退至针下出也	行气，内外移行上下

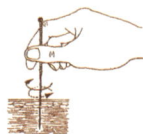

指留	出针时至于天部之际，须在皮肤之间留一豆许，少时方出针	可减少出针时疼痛，可使元气不外泄
针摇	凡出针三部，欲泻之际，每一部摇二次，计摇六次，使针孔开大	泻邪气或退热时报此法，即开阖补泻之泻法
指拔	持针欲出时，待针下气缓不沉紧，用指针如拔虎尾之状	待针下轻滑时，轻轻捻转出针，不伤正气

从"杨氏十二字分次第手法"可以看出，其也将"候气"视为针刺得气过程中的重要环节，认为"用针之法，候气为先"，并主张候气必先治神。对于下针后不能得气者，可选施搓针、指循、爪摄等手法以催气。

进针和出针是针刺手法的两个重要环节，杨继洲对此亦作了具体的论述与说明。

进针宜双手配合，调节呼吸，仔细审穴，着力旋插，直至腠理；出针于兼顾补泻的同时，待针下气缓方可拔针。对经络有凝血当大泻者，宜用摇针手法猛出之，务使针孔开大。

总之，十二字分次第手法包括了进针、行针、留针和出针等一套针刺操作常规。这套手法是明朝以前各种针刺手法与杨继洲自身经验之结合，而且言简意赅，值得我们继承和发扬。当然，十二字分次第手法也还存在一些不足和待改进之处。

2. 补泻手法

(1) 单式补泻理论阐述

杨继洲《针灸大成》上溯《内经》《难经》之源，下探陈会、高武、李梴诸家之流，对针刺手法理论殊多阐述，主要内容见载于"经络迎随设为问答"篇中，是其对针法发展的杰出贡献。

迎随补泻的理论阐述

《黄帝内经》首先提出"盛则泻之，虚则补之"的针刺治疗原则，并用"迎随"二字概括，认为"泻者迎之，补者随之"。《灵枢·九针十二原》说："往者为逆，来者为顺，明知逆顺，正行无问。迎而夺之，恶得无虚? 追而济之，恶得无实? 迎之随之，以意和之，

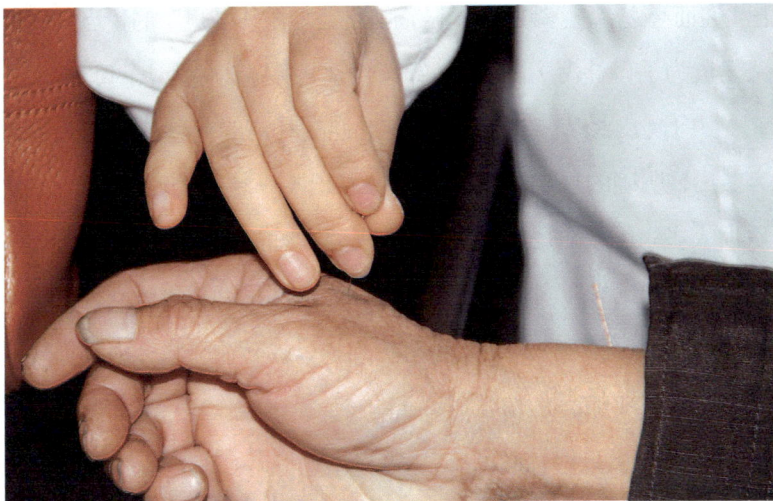

杨氏补泻手法操作

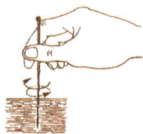

针道毕矣。"指出逆经气来时而施为迎为泻，顺经气去时而施为补为随。《灵枢·九针十二原》说："泻曰迎之，迎之意，必持而内之，放而出之，排阳出针，邪气得泄。……补曰随之，随之意，若妄之，若行若按如蚊虻止，如留如还。"可见迎即逆，随即顺，迎为泻法，随为补法。

《难经·七十二难》阐发经义，认为"所谓迎随者，知荣卫之流行，经脉之往来也"。说明迎泻随补的施术，当依营卫流行和经脉往来为据，随其循行逆顺来进行针刺。如此按照各经气血的深浅部位、流注盛衰时间、经脉走向顺逆，采取不同的针刺补泻方法，都可称为迎随。又有《难经·七十九难》，以补母泻子取穴为迎随补泻提出"迎而夺之者，泻其子也；随而济之者，补其母也"的论点。后世又发展为子母补泻法，汪机《针灸问对》则将其称为"子母迎随"。

由于《内经》《难经》都没有对迎随补泻的具体操作与实际内容做出较明确的规定，致使后世各家认识不一，头绪繁多。对于迎随，后世大多宗于《难经》，或候其营气盛衰时刻施行迎随补泻，或以针刺方向和捻针方向来施行迎随，发展为深浅迎随、针向迎随、流注盛衰时间迎随等。此外，还有将提插、捻转、呼吸补泻和补母泻子等称为迎随的。

金人张璧首倡针向迎随补泻。他说："凡用针，顺经而刺为之补，逆经而刺为之泻。故迎而夺之，恶得无虚？随而济之，恶得无实？

此谓之迎随补泻法也。"认为用针向来区别迎随补泻的不同操作方法,更为实际。何若愚在《流注指微论》中指出,"夫欲用迎随之法者,要知经络逆顺浅深之分",迎而夺之有分寸,随而济之有深浅,提出补生泻成。同时又将针刺捻转动作解释为迎随,提出转针迎随之法"男子左补右泻,女子右补左泻",对后世捻转补泻分男女性别影响较大。杨氏认为迎随之理,第一要知荣卫之流行,第二要知经脉之往来,"言荣卫者是内外之气出入,言经脉者是上下之气往来,各随所在顺逆而为刺也,故曰迎随耳"。因此,在具体针术中,有深浅迎随和针向迎随两法。深浅迎随,因阴阳内外而进针、退针,"泻者先深而后浅,从内引持而出之;补者先浅而后深,从外推内而入之"。针向迎随,因其经脉气血往来而顺逆行针,如"手三阳泻者,针芒望外逆而迎之,补者针芒望内,顺而追之"。综合了何若愚、张璧的迎随补泻法,并提升到理论高度去认识,较前人深刻。

呼吸补泻的理论阐述

呼吸补泻手法最早见于《内经》,如《素问·离合真邪论》记载:"吸则内针,无令气忤,静以久留,无令邪布,吸则转针,以得气为故,候呼引针,呼尽乃去,大气皆出,故命曰泻。""呼尽内针,静以久留,以气至为故,如待所贵,不知日暮。其气以至,适而自护,候吸引针,气不得出,各在其处,推阖其门,令神气存,大气留止,故命曰补",这就是呼吸补泻的总纲。其行针方法是:当病人呼气时进针、吸气

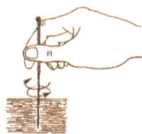

时出针为补，吸气时进针、呼气时出针为泻。《素问·调经论》更指出呼吸补泻当与"摇大其道""闭塞其门"的出针方法相配合，进一步强调了泻法使邪气得出，补法使精气得存。

杨氏认为呼吸配合补泻行针，可以调和阴阳。呼气因阳而出，故三阳经先呼后吸；吸气随阴而入，故三阴经先吸后呼。"虽此呼吸分阴阳，实由一气而为体，其气内历于五脏，外随于三焦，周布一身，循环经络，流注孔穴。"因此，在行针出入时，必辅以呼吸之法，亦即"补泻皆取呼吸，出内其针"者。补法，以气出针入、气入针出为主；泻法，以气入针入、气出针出为主。呼气是外随三焦之阳，吸气是内迎五脏之阴。先呼而后吸者为阳中之阴，先吸而后呼者为阴中之阳。在具体运用时，当各随其病气阴阳寒热而施，不可误用。杨氏以阴阳学说为理论依据，以气出而呼为阳，气入而吸为阴，并结合脏(五脏)腑(三焦)阴阳属性不同，对呼吸补泻调和阴阳的本质予以理论阐明，亦前贤所未发者。

徐疾理论的阐述

《灵枢·九针十二原》曰："徐而疾则实，疾而徐则虚。"对于此句原文，《内经》中已有两种不同的解释。《灵枢·小针解》谓："徐而疾则实者，言徐内而疾出也；疾而徐则虚者，言疾内而徐出也。"意即："徐而疾"是徐缓进针而疾速出针，为补法；"疾而徐"是疾速进针而徐缓出针，为泻法。《素问·针解篇》的注释则作"徐而疾

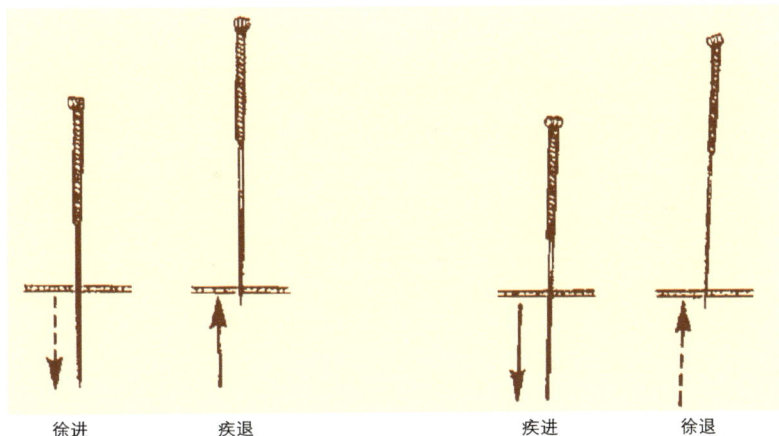

《灵枢·九针十二原》徐疾补泻法

则实者，徐出针而疾按之；疾而徐则虚者，疾出针而徐按之"的解释。关于这两种矛盾的解释一直是存在争论的。《内经》中也以"徐疾"总言补泻，即所谓"徐而疾则实"（补），"疾而徐则虚"（泻）。如《灵枢·邪客篇》即谓"故本输者，皆因其气之虚实疾徐以取之，是谓因冲而泻，因衰而补"，又曰"持针之道，欲端以正，安以静，先知虚实，而行疾徐"，此皆以"徐疾"概括"补泻"之意。杨氏对徐疾的两种矛盾的解释，是持这种见解的，他认为"两说皆通"，因为"盖徐疾二字，一解作缓急之义，一解作久速之义"。两种明明是相反的操作，杨氏认为两种说法都可以，让人很是费解。细思之，是可以理解的。其一，我们认为矛盾的焦点是：例如徐疾补法，一个解释为疾出，一个解释为徐出。但是，一个补泻手法的操作，是

徐出　　　疾按　　　　　　　　疾出　　　徐按

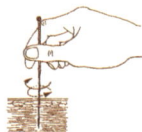

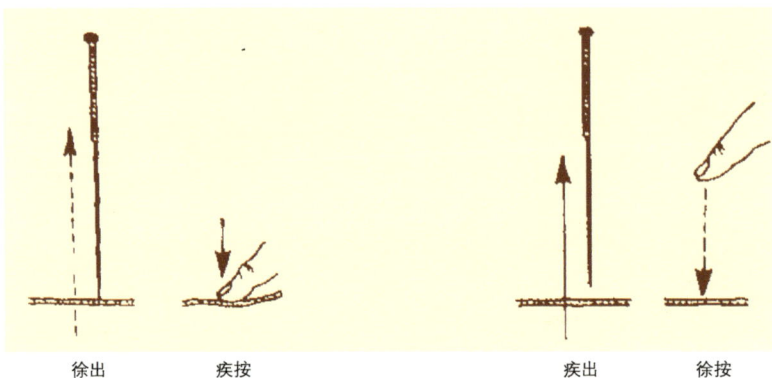

一个过程，从中抽取一个片段来比较，不一定恰当。其二，虽然在理论上有争议，但临床上，对一个病人而言，施术者只能用某一具体的徐疾补泻法，自然没有疾出还是徐出的矛盾。

荣卫补泻理论的阐述

营卫[1]补泻法，是根据营气与卫气运行分布不同的特点，取卫分(浅层)以补，取营分(深层)以泻，分别针刺补泻的方法。营气和卫气均为脾胃水谷之气所化生，"其清者为营，浊者为卫，营在脉中，卫在脉外"(《灵枢·营卫生会》)。营气是运行于脉中的精气，运行于脉内属阴，有化生血液、营养周身的功用；卫气是运行于脉外的浊气，运行于脉外属阳，有温煦脏腑、充养肌肤、司腠理开合的功用。营气与卫气各司其职，相互为用，周流全身，又复交会而

[1] 营卫：即荣卫。

阴阳相贯，如环无端。在运行分布上，营气与卫气各有特点，《灵枢·卫气行》曰："其浮气之不循经者为卫气，其精气之行于经者为营气。"说明卫气布于经脉浅部，营气布于经脉深部，是其不同处。

《难经》发挥《灵枢》诸篇经义，以"刺荣无伤卫，刺卫无伤荣"为题，引入营卫补泻的概念。在《七十一难》中，说明营卫阴阳深浅不同，具体操作方法当有区别；在《七十六难》中，又以"当补之时从卫取气，当泻之时从荣置气"为法则，从而产生了两种不同的操作。目前，营卫补泻常与提插、徐疾、开阖等单式补泻结合应用，以调和营卫为目的，进行深浅不同的针刺操作。

根据杨继洲《针灸大成》所述，营卫补泻在临床上可结合各种辅助手法而施行。刺阳部（卫气），浅卧下针，辅以循摄之法，令经脉肌肤舒缓，或辅以弹穴法，令气血充盈而后下针。刺阴部（营分），必先用爪切重按的辅助手法，令阳气（卫气）散，再重急下针，直刺达穴位深层。

(2) 复式手法

杨继洲在《针灸大成》中收集了二十四种复式手法。后世医家所提出的复式手法无出其右，可见其完备。二十四种手法大致可以分为以下几组。

烧山火和透天凉一组，其特点是分三部操作，根据提按之轻重、深浅之先后、九六之不同，并配合呼吸以分别达到取热和取凉，临

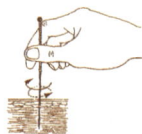

床上用以治疗寒热之症。

阴中隐阳和阳中隐阴一组，其特点是在两层分别行九六之数，补泻之先后不同。临床用来治疗虚实夹杂之症。

留气法、运气法、提气法、中气法一组，该组手法着眼于如何控制针下之气，以求气至病所，主要用来治疗症瘕积聚、顽麻冷痹一类疾病。苍龙摆尾、赤凤摇头、龙虎交战、龙虎升降一组，该组手法是为使针感更易于通过关节而设。五脏交经、通关交经、膈角交经、关节交经为一组。四种交经法是为了使针下之气与经相交，针下之气按经络循行方向传导，即在得气的基础上行气使之交经。

五项子午补泻为一组。其中仅子午倾针有关子午。脏腑阴阳，呼吸内外，捻针补泻手法是根据脏腑虚实配合呼吸和内外转针而达到补虚泻实的目的。进水进火由提插、呼吸组合而成，其与烧山火、透天凉相比较，少了按提和行九六之数，故其刺激量比较轻。

现将这二十四式手法分组叙述如下。

烧山火

烧山火，能除寒，三进一退热涌涌，鼻吸气一口，呵五口。

凡用针之时，须捻运入五分之中，行九阳之数，其一寸者，即先浅后深也。若得气，便行运针之道。运者男左女右，渐渐运入一寸之内，三出三入，慢提紧按，若觉针头沉紧，其针插之时，热气复生，冷气自除，未效，依前再施也。

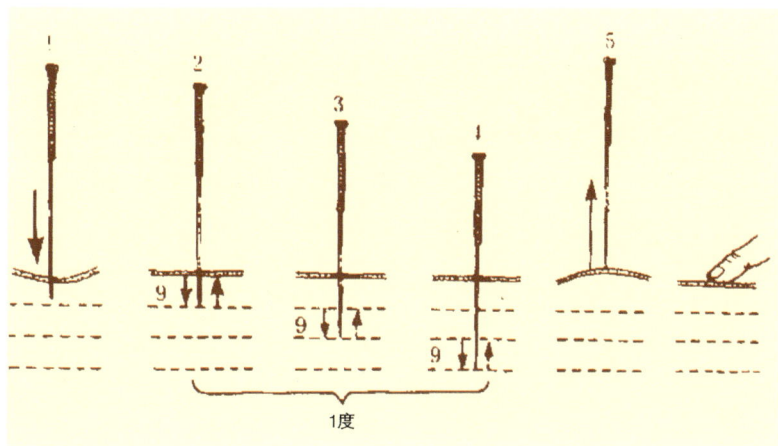

烧山火

四肢似水最难禁，憎寒不住便来临，医师运起烧山火，患人时下得安宁。

口诀：烧山之火能除寒，一退三飞病自安，

始是五分终一寸，三番出入慢慢看。

透天凉

透天凉，能除热，三退一进冷冰冰，口吸气一口，鼻出五口。

凡用针时，进一寸内，行六阴之数，其五分者，即先深后浅也。若得气，便退而伸之，退至五分之中，三入三出，紧提慢按，觉针头沉紧，徐徐举之，则凉气自生，热病自除；如不效，依前法再施。

口诀：一身浑似火来烧，不住时时热上潮，

若能加入清凉法，须臾热毒自然消。

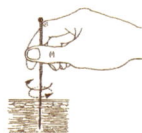

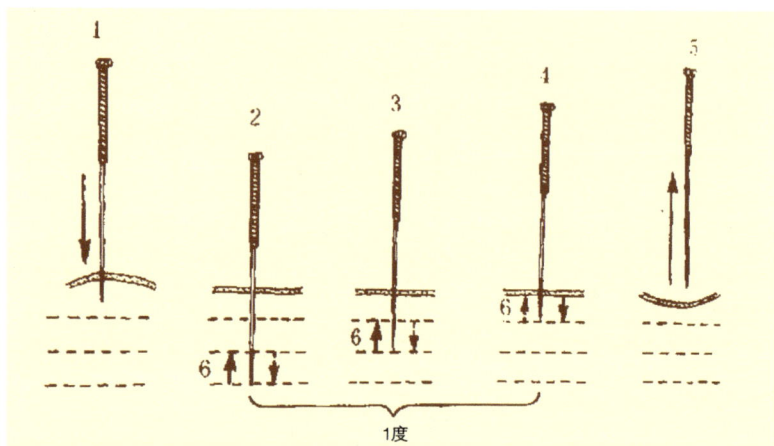

透天凉

烧山火和透天凉一组首见于《金针赋》，其特点是分三部操作，根据提按之轻重、深浅之先后、九六之不同，并配合呼吸以分别达到取热和取凉，临床上用以治疗寒热之症。

烧山火、透天凉手法是一组相反相成的综合性毫针刺法，具有补虚泻实、扶正祛邪的作用。一般来说，用烧山火法要求使病人局部或全身出现热感，而透天凉则要求出现凉感。由于凉热感的出现，会立时给病人带来较好的治疗效果。对于烧山火、透天凉针刺手法所产生热感和凉感的性质，现代各医家也有不同看法。有人认为热感和凉感不仅是患者的主观感觉，而且伴随全身或局部温度升高；也有人认为热感和凉感只是患者的一种主观感觉。

烧山火与透天凉手法的起源最早可追溯至《内经》时代。《金针赋》记载了这两种手法，总结发展了前人的经验。《金针赋》系明永乐七年（1409）徐凤所撰。该赋记载了十几种综合性毫针刺法，其中有"一曰烧山火，治顽麻冷痹，先浅后深，用九阳而三进三退，慢提紧按，热至，紧闭插针，除寒之有准。二曰透天凉，治肌热骨蒸，先深后浅，用六阴而三出三入，紧提慢按，徐徐举针，退热之可凭，皆细细搓之，去病准绳"。从中可见，其主要术式是提按，即烧山火为"慢提紧按"，透天凉为"紧提慢按"。而其他如三部行针、九六之法、出针开阖等虽亦重要，但同提按相比均属次之。基于其主要术式，我们可稍向前追溯。金元时期窦汉卿所撰的《标幽赋》中提到："动退空歇，迎夺右而泻凉；推内进搓，随济左而补暖。"文字虽少，却也对取凉取热手法作了高度概括，虽然未明确提出烧山火、透天凉手法的概念，但取凉取热的目的总归一致。不同的是窦氏不仅有提有插，还有"迎夺右"和"随济左"，说明了窦氏在用取凉取热手法时综合了提插、捻转、迎夺、左右等操作法，但提插仍是主要手法之一。《难经·七十八难》说："推而纳之是谓补，动而伸之是谓泻。"《灵枢·九针十二原篇》说："迎而夺之者，恶得无虚？随而济之者，恶得无实？"再从取凉取热的目的来看，《内经》中已有了记载。其中《素问·针解篇》说："刺虚则实之者，针下热也，气实乃热也；满而泻之者，针下寒也，气虚乃寒也。"这里针下寒热与烧山火、透天凉手法的作用效果是完全一致的。根据《内经》

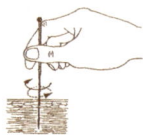

《难经》的记载,不难看出窦氏的取凉取热手法是在《内经》《难经》基础之上进行了总体发挥,使之更为具体化了。

杨继洲则在《金针赋》的基础上,进一步发展了烧山火、透天凉手法。首先,关于针刺产生冷热感的机理,明代汪机认为烧山火手法"令天气入,令地气出"。这里"天气"指人体的阳气,"地气"则指人体内部寒气。杨继洲则更进一步认为,"夫实者,气入也……以阳生于外,故入"。说明要达到阳气入内、充满腠理的目的,就必须从阳(外)引阴(内),将天部所生的阳气逐层引入地部,如此则阳胜于阴,而阳气自回,热气自生。其次,《金针赋》虽然首列了其名以及操作方法和主治范围,但其叙述不够详细明了,致使后世医家各执一端,在操作方法上各有不同。杨氏则具体指明了操作方法,特别是提出针刺分深浅两层,使后学有条可依、有规可守。《针灸大成·三衢杨氏补泻》:"烧山火……,凡用针之时,须捻运入五分之中,行九阳之数,……若得气……,渐渐运入一寸之内,三出三入,慢提紧按,若觉针头沉紧,其针插之时,热气复生,冷气自除""透天凉……,凡用针时,进一寸内,行六阴之数,……若得气,便退而伸之,退至五分之中,三入三出,紧提慢按,觉针头沉紧,徐徐举之,则凉气自生,热病自除。"这里的"五分""一寸"应该是指应刺深度的一半和整个应刺深度,而不是指针的长度。因此,可以认为本法是分深浅两层运针的烧山火、透天凉手法。

综上所述，烧山火、透天凉手法在《内经》时代就已略具雏形，明人总结了前人的理论及实践经验，并有所发挥，提出了烧山火、透天凉的概念，同时在提插的基础上加入三部行针、浅深、先后、九六、呼吸等。烧山火、透天凉手法实源于《内经》《难经》，完成于元明。杨继洲则在《金针赋》的基础上将其操作具体化。

阳中隐阴

阳中隐阴，能治先寒后热，浅而深。

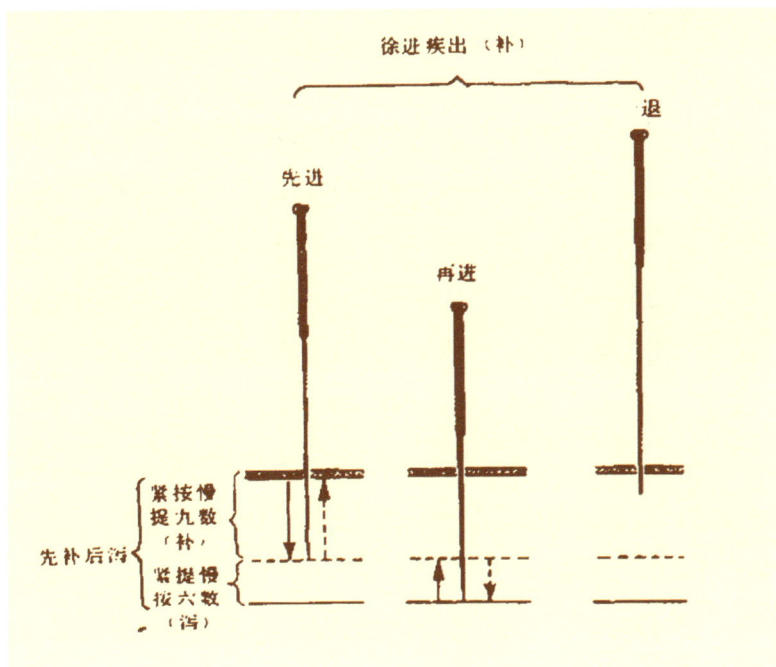

阳中隐阴

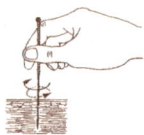

凡用针之时，先运入五分，乃行九阳之数，如觉微热，便运一寸之内，却行六阴之数以得气，此乃阳中隐阴，可治先寒后热之症，先补后泻也。

先寒后热身如疟，医师不晓实和弱，叮咛针要阴阳刺，祛除寒热免灾恶。

> 口诀：阳中隐个阴，先寒后热人，
>
> 　　　　五分阳九数，一寸六阴行。

阴中隐阳

阴中隐阳，能治先热后寒，深而浅。

凡用针之时，先运一寸，乃行六阴之数，如觉病微凉，即退至五分之中，却行九阳之数以得气，此乃阴中隐阳，可治先热后寒之症，先泻后补也。

补者直须热至，泻者直待寒侵，犹如搓线，慢慢转针，法在浅则当浅，法在深则当深，二者不可兼而紊乱也。

> 口诀：先热后寒如疟疾，先阴后阳号通天，
>
> 　　　　针师运起云雨泽，荣卫调和病自痊。

阴中隐阳和阳中隐阴是补法和泻法的交互运用，其特点是在两层分别行九六之数，补泻之先后不同。阳中隐阴、阴中隐阳手法首见于《金针赋》。在《医学入门》《针灸问对》等书中也有记载，作为治疗先寒后热或先热后寒的手法具有重要的意义。但是这些书

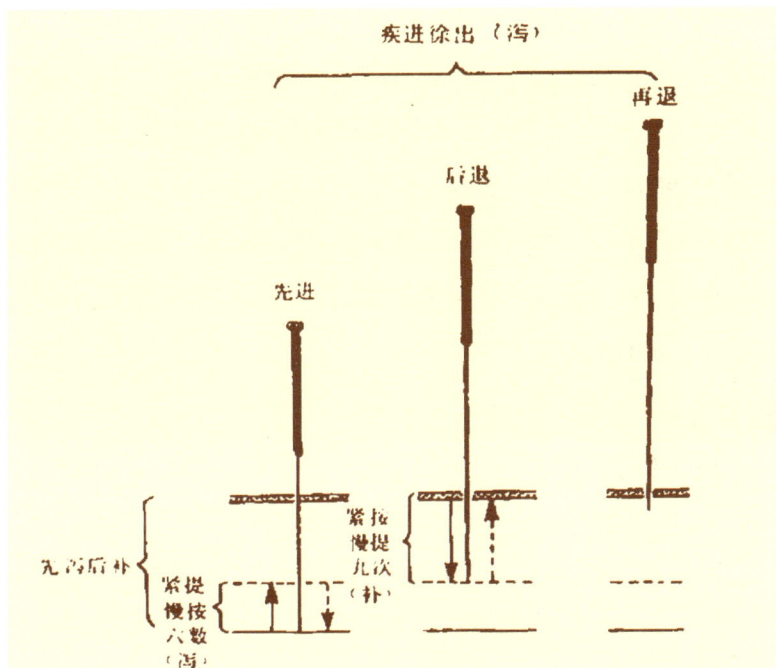

疾进徐出（泻）

再退

后退

先进

紧按慢提九次（补）

先泻后补

紧提慢按六数（泻）

阴中隐阳

中所谈的内容都是其操作方法，几乎没解释其机理。《针灸大成》的解释则较为详细。

《针灸大成·针有深浅策》："先寒后热者，是阳隐于阴也。"这句话的意思是阳不足引起阴盛则寒，外邪耗伤阴分则热。参考"曰先曰后者，而所中有荣有卫之殊，曰寒曰热者，而所感有阳经阴经之异"和"病热则刺阳之经"这些记载，又可以解释为卫气虚的基础上，外邪侵犯阳经，先伤卫气，然后引起荣气更外溢则寒，外邪

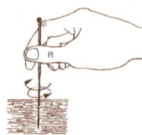

耗伤荣气则热。所以，杨氏认为，阳隐于阴是指卫气隐于荣气，就是说卫气衰少而荣气外溢的荣卫不和的病理状态。

综上所述，《针灸大成》关于阴中隐阳和阳中隐阴的机理的论述较为详细。这两法虽有以卫气衰少为主的先寒后热或者荣气衰少为主的先热后寒的不同，但皆针对因不注重养生而引起的荣卫不和的病理状态而设。其操作方法以捻转为主，刺激要注意适度，即前一半的操作是以稍热或微凉为度，后一半的操作是以针下气聚为度。

留气法

留气法能破气，伸九提六。

凡用针之时，先运入七分之中，行纯阳之数，若得气，便深刺

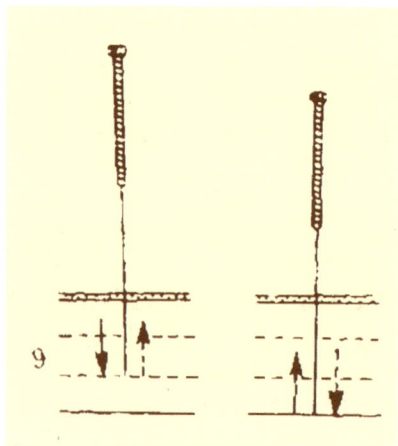

留气法

一寸中，微伸提之，却退至原处；若未得气，依前法再行，可治症瘕气块之疾。

疝癖症瘕疾宜休，却在医师志意求，指头手法为留气，身除疾痛再无忧。

　　　口诀：留气运针先七分，纯阳得气十分深，

　　　　　伸时用九提时六，症瘕消溶气块匀。

运气法

运气法，能泻，先直后卧。

凡用针之时，先行纯阴之数，若觉针下气满，便倒其针，令患人吸气五口，使针力至病所，此乃运气之法，可治疼痛之病。

运气行针好用工，遍身疼痛忽无踪，此法密传堪济世，论金

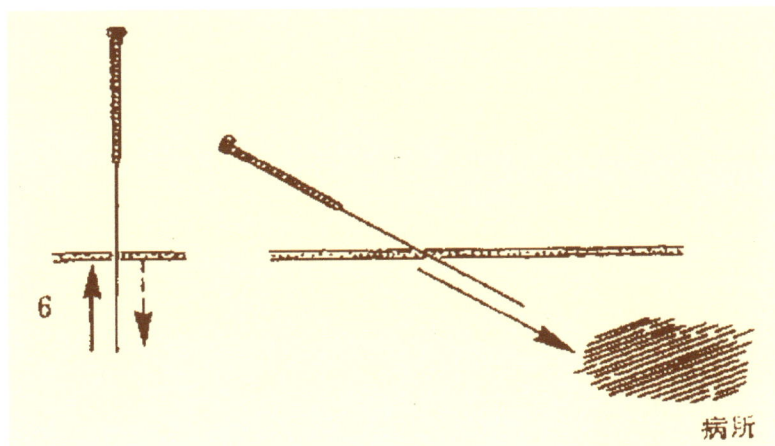

运气法

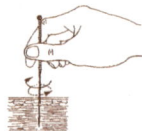

宜值万千钟。

> 口诀：运气用纯阴，气来便倒针，
>
> 令人吸五口，疼痛病除根。

提气法

提气法，提气从阴微拈提，冷麻之症一时除。

凡用针之时，先从阴数，以觉气至，微拈轻提其针，使针下经络气聚，可治冷麻之症。

> 口诀：提气从阴六数同，堪除顽痹有奇功，
>
> 欲知奥妙先师诀，取次机关一掌中。

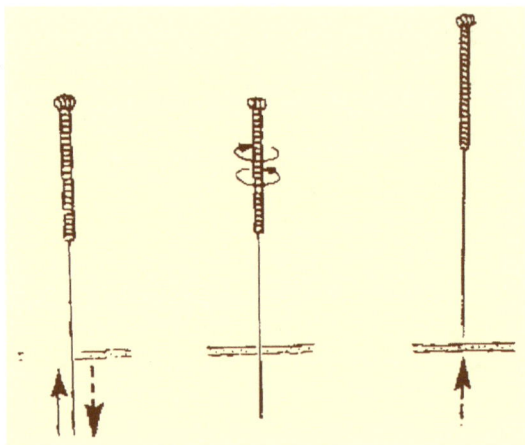

提气法

中气法

中气法，能除积，先直后卧，泻之。

凡用针之时，先行运气之法，或阳或阴，便卧其针，向外至痛疼，立起其针，不与内气回也。

若关节阻涩，气不通者，以龙虎大段之法，通经接气，驱而运之，仍以循摄切摩，无不应矣。又按扪摩屈伸，导引之法而行。

口诀：中气须知运气同，一般造化两般功，

手中运气叮咛使，妙理玄机起疲癃。

留气法、运气法、提气法、中气法（关节交经）这组手法是讲如何控制针下之气，以求气至病所，主要用来治疗症瘕积聚、顽麻冷痹一类疾病。

留气法，是徐疾补法、提插补泻、九六补泻的组合，始见于《金针赋》："留气之诀，疝癖症瘕，刺七分，用纯阳，然后乃直插针，气来深刺，提针再停。"其操作方法不甚明了。《针灸大成》："凡用针，先运入七分之中，行纯阳之数，若得气，便深刺一寸中，微伸提之。"本法在穴内七分处行提插补法，在一寸处行提插泻法，如已达到预定的针刺目的，则一次将针退出，是"二进一退""徐进疾退"的形式。在七分处行补法九阳数，在一寸处行提插六阴数，是先补后泻、多补少泻的组合，故以补气助阳为主，行血散瘀为次。

运气法，是在《金针赋》"进气法"的基础上发展形成的一种手法，始见于《针灸大成》，其法与进气法相似，也是补泻手法与行气法的结合。只是在穴位中行提插泻法，并配合针尖方向与吸

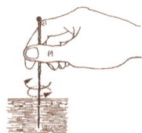

气，以调节针感走向、促使气至病所。《针灸大成》："运气法，能泻，先直后卧……此乃运气之法，可治疼痛之病。"本法可以促使经气运行，直达病所。同时，能疏通气血，去壅决滞，故可用于由气血壅滞所致的各种疼痛病症。

提气法，始见于明高武《针灸聚英》，但只提出本法能"祛除顽痹与冷风"，具体术式不详。《针灸大成》指出了提气法的具体操作方法，主要是以提插泻法、捻转和上提针为主的方法。

中气法，实际上是进气法与运气法的深化，是提插补泻手法与针尖方向、吸气、提针等行气法的结合。最早在《金针赋》中就有所记载，只是名为"纳气法"："运气走到疼痛之所，以纳气之法，扶针直插，复向下纳，使气不回。"《针灸问对》《针灸聚英》又有所发展。《针灸大成》认为本法"能除积"，有疏通气血，消除积聚之功。针刺使气至关节处，然后行纳气法，《针灸大成》称之为"关节交经"。"关节交经，气至关节，立起针来，施中气法。"本法主要取四肢关节附近穴位，用来治疗肢体痿痹偏枯等病症。

苍龙摆尾

或用补法而就得气，则纯补；补法而未得气，则用泻，此亦人之活变也。

凡欲下针之时，飞气至关节去处，便使回拨者，将针慢慢扶之，如船之舵，左右随其气而拨之，其气自然交感，左右慢慢拨动，周身遍体，夺流不失其所矣。

口诀：苍龙摆尾门关节，回拨将针慢慢扶，

一似江中船上舰，周身遍体气流普。

赤凤摇头

赤凤摇头手法，泻。

凡下针得气，如要使之上，须关其下，要下须关其上，连连进针，从辰至巳，退针，从巳至午，拨左而左点，拨右而右点，其实只在左右动，似手摇铃，退方进圆，兼之左右，摇而振之。

口诀：针似船中之橹，犹如赤凤摇头，

辨别迎随逆顺，不可违理胡求。

龙虎交战

龙虎交战手法，三部俱一补一泻。

凡用针时，先行左龙则左拈，凡得九数，阳奇零也。却行右虎则右拈，凡得六数，阴偶对也。乃先龙后虎而战之，以得气补之，故阳中隐阴，阴中隐阳，左捻九而右捻六，是亦住痛之针，乃得返复之道，号曰龙虎交战，以得邪尽，方知其所，此乃进退阴阳也。

青龙左转九阳宫，白虎右旋六阴通，返复玄机随法取，消息阴阳九六中。

口诀：龙虎交争战，虎龙左右施，

阴阳互相隐，九六住疼时。

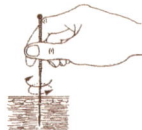

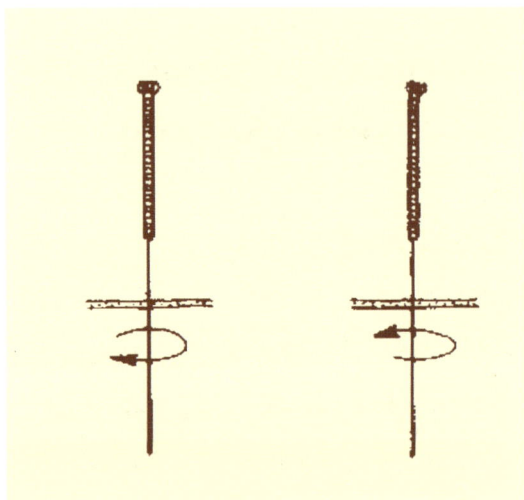

龙虎交战法

龙虎升降

凡用针之法，先以右手大指向前捻之，入穴后，以左手大指向前捻，经络得气行，转其针向左向右，引起阳气。按而提之，其气自行，如气未满，更依前法再施。

> 口诀：龙虎升腾捻妙法，气行上下合交迁，
>
> 依师口诀分明说，目下教君疾病痊。

五脏交经

凡下针之时，气行至溢，须要候气血宣散，乃施苍龙左右拨之可也。

五行定穴分经络，如船解缆自通亨，必在针头分造化，须交气

血自纵横。

> 口诀：五脏交经须气溢，候他气血散宣时，
>
> 苍龙摆尾东西拨，定穴五行群记之。

通关交经

通关交经、苍龙摆尾、赤凤摇头，补泻得理。

先用苍龙摆尾，后用赤凤摇头，运入关节之中，后以补则用补中手法，泻则用泻中手法，使气于其经便交。

> 口诀：先用苍龙来摆尾，后用赤凤以摇头。
>
> 再行上下八指法，关节宣通气自流。

膈角交经

膈角交经，相克相生。

凡用针之时，欲得气相生相克者，或先补后泻，或先泻后补，随其疾之虚实，病之寒热，其邪气自泻除，真气自补生。

> 口诀：膈角要相生，水火在君能，
>
> 有症直在取，无病手中行，
>
> 仰卧须停稳，法得气调均，
>
> 飞经疗入角，便是一提金。

关节交经

关节交经，气至关节，立起针来，施中气法。

凡下针之时，走气至关节去处，立起针，与施中气法纳之可也。

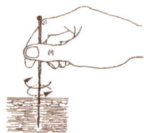

口诀：关节交经莫大功，必令气走纳经中，

手法运之三五度，须知其气自然通。

苍龙摆尾(五脏交经)、赤凤摇头(通关交经)、龙虎交战、龙虎升降这几种手法，都是为使经气通关过节而设。苍龙摆尾，即青龙摆尾，是以针向行气为主，并结合摆法、九六补法组成的复式针刺补泻手法。《金针赋》："青龙摆尾，如扶船舵，不进不退，一左一右，慢慢拨动。"故将其列为飞经走气第一法。《针灸大成》："苍龙摆尾，补。"其操作方法大致相同，但是明确提出，苍龙摆尾手法具有补虚的作用，较《金针赋》有所发展。同时，亦指出："或用补法而就得气，则纯补；补法而未得气，则用泻，此亦人之活变也。"由此可见，杨氏在运用补泻的时候是灵活的，并不是一成不变的。如果进针后迅速得气，就可纯用补法；如果针下感觉沉紧涩滞，为邪气太盛，必须先用泻法，祛其邪实而后真气方至。

五脏交经是在子母补泻配穴的原则基础上，取穴实施补泻，然后运用苍龙摆尾法行气，为杨氏首创，实际上是配穴补泻和针刺补泻的结合。临床上可以配合子母补泻、纳支补泻使用，有调整脏腑阴阳盛衰、行气的功效。

赤凤摇头，又名白虎摇头，是提插、捻转、呼吸三种行气法，并结合摇法组合而成的复式手法。《金针赋》："白虎摇头，似手摇铃，退方进圆，兼之左右，摇而振之。"由于对方、圆的认识，古今各家多持歧见，所以在操作上方法各异。《针灸大成》："赤凤摇头，泻。凡下针得气，如要使之上，须关其下，要下须关其上……"在此杨氏明确提出，赤凤摇头有泻的作用，而且在操作方法上，提出用按压行气的方法控制针感传导方向，促使气至病所，以期取得更好的疗效，具有重要的临床意义。现代针刺研究认为本法能够通关过节，促使针感传导，对气血阻滞、针感传导迟缓者尤宜，具有清热泻火、祛风化痰等作用，多用于实证、热证。

杨氏将苍龙摆尾和赤凤摇头结合交替使用，形成了通关交经。该法具有疏通经络，使气血运行，通过关节，气与经相交的作用。适宜于一切气血壅滞病证，特别是关节痹痛。龙虎交战法，始见于《金针赋》，是以捻转补泻法和九六补泻相结合，补泻兼施的针刺补泻手法。《针灸大成》对该法又有所发展，认为它有"住痛"的功效。龙虎升降是捻转和提插，并左右交互，具有使"气行上下"的功效。

子午补泻总歌

凡用针者，若刺针时，先用口温针，次用左手压穴，其下针之处，弹而努之，爪而下之，扪而循之，通而取之，却令病人咳嗽一声，右手持针而刺之，春夏二十四息，秋冬三十六息，徐出徐入，气来如动脉之状，针下微紧，留待气至后，宜用补泻之法若前也。

动与摇一例，其中不一般，动为补之气，摇为泻即安。

口诀：初则须弹针，爪甲切宜轻，

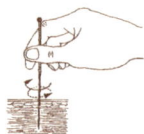

　　　　　泻时甚切忌，休交疾再侵。

子午捣臼

子午捣臼法，治水蛊膈气。

子午捣臼，上下针行，九入六出，左右不停。

且如下针之时，调气得均，以针行上下，九入六出，左右转之不已，必按阴阳之道，其症即愈。

　　　口诀：子午捣臼是神机，九入六出会者稀。

　　　　　　万病自然合大数，要交患者笑嘻嘻。

子午前后交经换气歌

　　　口诀：子后要知寒与热，左转为补右为泻，

　　　　　　提针为热插针寒，女人反此要分别。

　　　　　　午后要知寒与热，右转为补左为泻，

　　　　　　顺则为左逆为右，此是神仙真妙诀。

子午补泻歌

　　　口诀：每日午前皮上揭，有似滚汤煎冷雪，

　　　　　　若要寒时皮内寻，不枉交君皮破裂。

　　　　　　阴阳返复怎生知？虚实辨别临时诀，

　　　　　　针头如弩似发机，等闲休与非人说。

子午倾针

子午倾针，要识脉经，病在何脏，补泻法行。

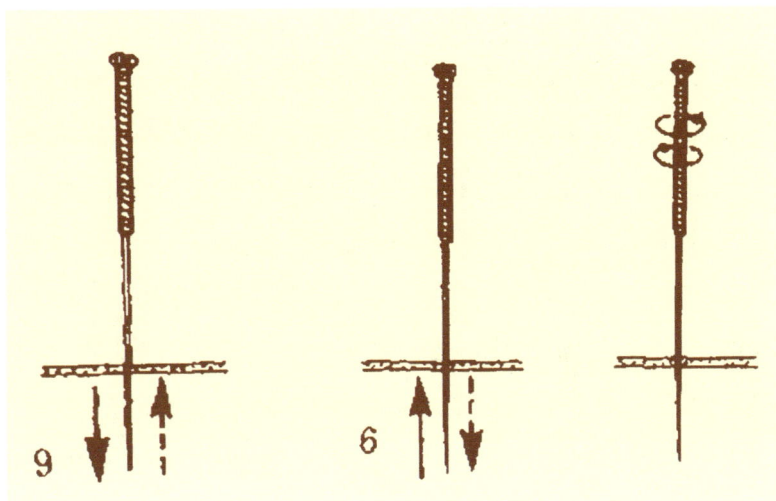

子午捣白法

凡欲下针之时，先取六指之诀，须知经络，病在何脏，用针依前补泻，出入内外，如有不应者何也? 答曰: 一日之内，有阴有阳，有阳中隐阴，有阴中隐阳，有日为阳，夜为阴，子一刻一阳生，午一刻一阴生，从子至午，故曰: 子午之法也。

> 口诀: 左转为男补之气，右转却为泻之记，
>
> 女人反此不为真，此是阴阳补泻义。
>
> 热病不瘳泻之须，冷病缠身补是奇，
>
> 哮吼气来为补泻，气不至时莫急施。

补: 随其经脉纳而按之，左手闭针穴，徐出针而疾按之。泻: 迎其经脉动而伸之,左手开针穴,疾出针而徐入之。经曰: 随而济之,

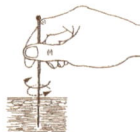

是为之补。迎而夺之，是为之泻。《素问》云：刺实须其虚者，留针待阴气至，乃去针也。刺虚须其实者，留针待阳气备，乃去针也。

在复式手法里，有关子午补泻的内容共列举了五项。金元时期，子午流注之法盛行。受此影响，在针灸内容中，很多东西常常和"子午"二字相连。因此，这类手法的命名在很大程度上是受此影响的。在这五项中，虽然名为"子午"，实际上是一般的手法，只不过其侧重点不一。"总歌"叙述的是一般进针法，强调了"动"为补，"摇"为泻。"子午捣臼"，强调了九入六出的提插方法。"交经换气歌"强调了要根据寒热的不同、男女的各异，而使用不同的转针补泻手法。"子午补泻歌"则强调要根据寒热虚实来决定补泻之法。只有"子午倾针"是真正有关子午方面的内容。

子午捣臼，始见于《金针赋》。子午，即左右捻转；捣臼，即上下提插。子午捣臼是以提插、捻转为主，结合徐疾补泻组成的复式手法。《针灸大成》承袭了其法，认为该法有"导引阴阳之气"，可治疗"水蛊膈气"。

子午倾针是杨氏所首创，提出根据时刻、男女、捻转方向的不同，补泻方法不同，如"左转为男补之气，右转却为泻之记"。同时，还应该配合其他补泻方法，"补：随其经脉纳而按之，左手闭针穴，徐出针而疾按之。泻：迎其经脉动而伸之，左手开针穴，疾出针而徐按之"。可见配合了徐疾迎随之法。

脏腑阴阳，呼吸内外，捻针补泻手法

十二经络之病，欲针之时，实则泻之，虚则补之，热则疾之，寒则留之，陷则灸之，不虚不实，以经取之。经云：虚则补其母而不足，实则泻其子而有余，当先补而后泻。假令人气在足太阳膀胱经，虚则补其阳，所出为井，属金，下针得气，随而济之，右手取针，徐出而疾扪之，是谓补也。实则泻其阳，所注为俞，属木，下针得气，迎而夺之，左手开针穴，疾出针而徐扪之，是谓之泻也。

> 口诀：外捻随呼补脏虚，吸来里转泻实肥，
>
> 六腑病加颠倒用，但依呼吸病还除。
>
> 依经三度调病气，但令呼吸莫令疏。
>
> 男子补虚呵外转，吸来内转泻实肥，
>
> 女子补虚呵内转，吸来外转泻实肥。

进火补

初进针一分，呼气一口，退三退，进三进，令病人鼻中吸气，口中呼气三次，把针摇动，自然热矣。如不应，依前导引。

进水泻

初进针一分，吸气一口，进三进，退三退，令病人鼻中出气，口中吸气三次，把针摇动，自然冷矣。如不应，依前导引之；再不应，依生成息数，按所病脏腑之数，自觉冷热应手。

进火补、进水泻首见于《针灸大成》，是徐疾、呼吸、提插单

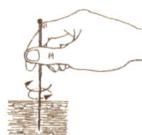

式补泻手法，结合摇法或刮法而组成的复式补泻手法。它是杨继洲
在烧山火、透天凉手法的基础上简化而成。《针灸大成》关于进火补：
"初进针一分，呼气一口，退三退，进三进，令病人鼻中吸气，口
中呼气三次，把针摇动，自然热矣。"和烧山火比较，进火补简化

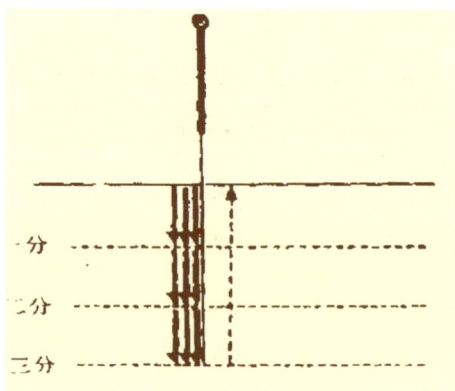

进火补法

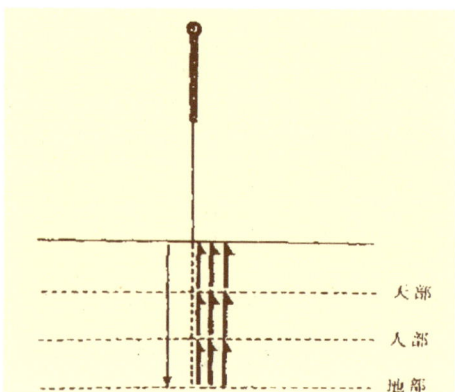

进水泻法

了分层操作和行九六之数的操作。虽然也分三部操作，但在每一部，并非三进一退，即简化了分深浅两层操作的步骤。这样使得其手法的刺激量较烧山火轻，而且便于实施。在临床上，如果病人因为病情需要，而又难以接受像烧山火这样刺激性比较大的手法时，进火补、进水泻就比较适合了。

杨继洲在《针灸大成·三衢杨氏补泻》中，阐述了二十四种复式手法，其中出自《针灸大全·金针赋》的有九种，出自《针灸聚英》《针灸问对》的有两种，阐述一般的补泻原则与方法的有四种，杨氏独创的有九种。烧山火、透天凉、阳中隐阴、阴中隐阳、留气法、苍龙摆尾、赤凤摇头、龙虎交战、子午捣臼等九法源自《金针赋》的"治病八法"和"飞经走气"四法。由于《金针赋》文字简略，不便操作，杨氏便加强了在操作上的阐述，以便使后学者有所遵循。如烧山火法，杨氏阐述"三进一退""先浅后深""慢提紧按""行九阳之数"的操作要点；透天凉法阐述了"三退一进""先深后浅""紧提慢按""行六阴之数"的操作要点。

提气法出自高武的《针灸聚英》，但具体操作不明。杨继洲指出："凡用针之时，先从阴数，以觉气至，微捻轻提其针，使针下经络气聚，可治冷麻之症。"龙虎升降法在《针灸聚英》《针灸问对》都有记载，然而《聚英》所载操作不明，而《问对》的阐述又过于繁杂，杨继洲则明确指出："龙虎升降手法，凡用针之法，先

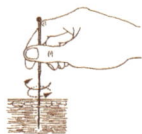

以右手大指向前抢之，入穴后，以左手大指向前捻，经络得气行，转其针向左向右，引起阳气，按而提之，其气自行。如气未满，更依前法再施。"可见龙虎升降法是一种左右交互捻转提插的复式手法。

进火补法、进水泻法、运气法、中气法、五脏交经、通关交经、膈角交经、关节交经、子午倾针等九法为杨氏所创。其中进火补法分三部行手法，每部各作紧按慢提三次，针后针下热，实为烧山火法之简化；进水泻法亦分三部行手法，每部各作慢按紧提三次，针后针下凉，实为透天凉法之简化。运气法为呼吸泻法、提插泻法与针向(针尖朝向病所)法结合的治痛之法。中气法乃运气法、提插法、针向法结合的治疗积聚之法。五脏交经法先按子母关系配穴，后用苍龙摆尾法行气，可促使气血宣散。通关交经法为苍龙摆尾法与白虎摆头法交替使用的将经气运入关节之法。膈角交经法先按五行生克关系配穴，再根据疾病的寒热虚实进行补泻。关节交经法在针刺得气后，使气至关节，再施中气法。子午倾针法为迎随、提插、开阖、徐疾、补泻相结合的复式手法。

总之，杨继洲的针刺补泻不但继承了《内经》《难经》思想，发展了其理论，而且广寻诸家菁华，冶众长于一炉，深刻阐发了针刺补泻的奥秘。在具体操作方面，更是具有诸多创新，实现了从理论到实践的飞跃。

(3) 下手八法

针刺以提插捻转作为基本手法，根据深浅、方向、轻重、时间、幅度的不同，使人体的阴阳之气内外交通，上下出入以达到补虚泻实的作用和治疗目的。杨继洲根据前人的经验和自己的临床实践体会，总结出了"下手八法"。他将针刺基本手法归纳为"揣、爪、搓、弹、摇、扪、循、捻"八种单式手法。

揣、爪、搓、弹、摇、扪、循、捻八法，是杨继洲继承《内经》《难经》理论，并根据其家传经验及明以前历代医家的经验总结出来的，是单式手法中最重要的部分。它比较全面地概括了从寻定腧穴至出针整个针刺过程常用的基本手法。

揣法

"揣：揣而寻之。凡点穴，以手揣摸其处，在阳部筋骨之侧，陷者为真。在阴部郄腘之间，动脉相应。其肉厚薄，或伸或屈，或平或直，以法取之，按而正之，以大指爪切掐其穴，于中庶得进退，方有准也。"（《针灸大成·三衢杨氏补泻》）前人早已在其实践过程中发现了人体结构规律，明确指出了经脉在阴侧、阳侧的循行特点，提示我们取穴时一要手法娴熟，二要熟悉经脉及解剖，三要注意患者的体位姿势，如此下针"方有准也"。临床运用揣法，还可以寻找腧穴本身可出现的反应，如酸、麻、胀感，以及机体病理性反应，如疼痛、结节等，进一步协助诊断和取穴。

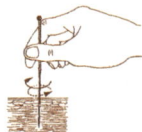

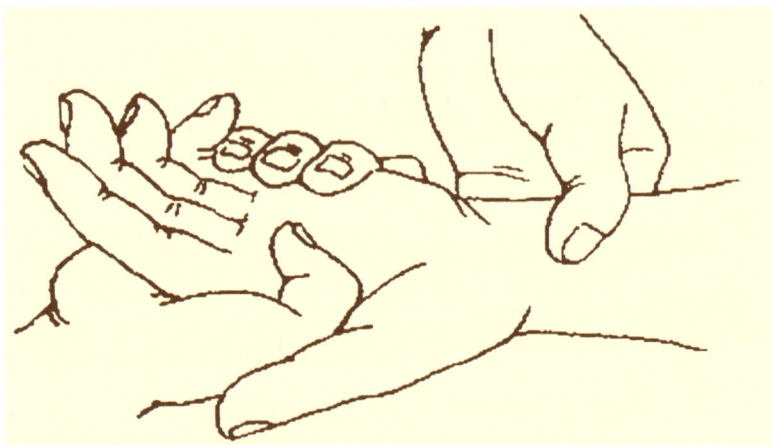

下手八法之揣法

爪法

"爪：爪而下之，此则《针赋》曰：左手重而切按，欲令气血得以宣散，是不伤于荣卫也。"爪，又称切、掐。如《医学入门》："切者，以手指爪掐按其所针之穴，上下四旁。"爪法用于临床有两个作用：一是宣散气血，并与右手密切配合以减少进针时的刺痛；二是分离血脉

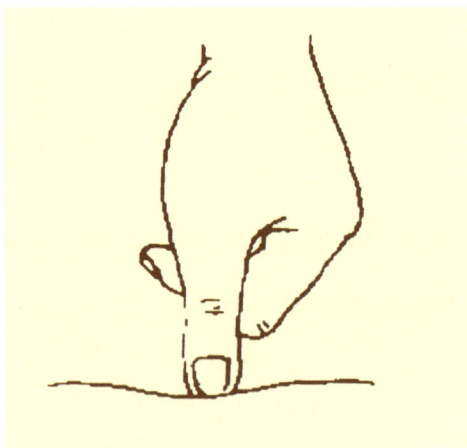

下手八法之爪法

筋骨，勿使刺伤。现代针灸称之为"指切进针法"。

搓法

"搓：搓而转者，如搓线之貌，勿转太紧。转者左补右泻，以大指次指相合，大指往上，进为之左；大指往下，退为之右，此则迎随之法也。"十二字分次第手法中的"指搓"，仅言其有"泄气"的作用，下手八法中搓法，杨氏根据捻转方向的不同，提出"左补右泻"，即捻转补泻。现代研究表明，针刺得气后，固定在一个深度行搓法，可使针感增强并保持较长时间以增加疗效。另外，亦可利用不同方向的搓法来控制针感传导方向。与捻法相比，杨氏认为，"内捻者令气行病所，外捻者令邪气至针下而出"。也即是说，搓是为了补泻，捻是为了行气催气。搓法针感强烈，宜用于形体壮实之病人；捻法无论用于催气或行气，针感均较缓和，宜用于体弱或惧针者。

弹法

"弹：弹而努之，此则先弹针头，待气至，却退一豆许，先浅而后深，自外推内，补针之法也。"弹法可用于进针，亦可作行针手法。但弹法进针目前临床少用。《内经》中"弹而努之"，用于针前，用拇指食指弹努欲刺部位，使气血充盛，脉络努起，以便进针中的；还可使针刺后易得气，此属押手操作，与下手八法之"弹"意异。《内经》的弹法是弹其穴，下手八法之"弹"则是弹其针。弹法临床可

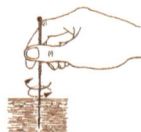

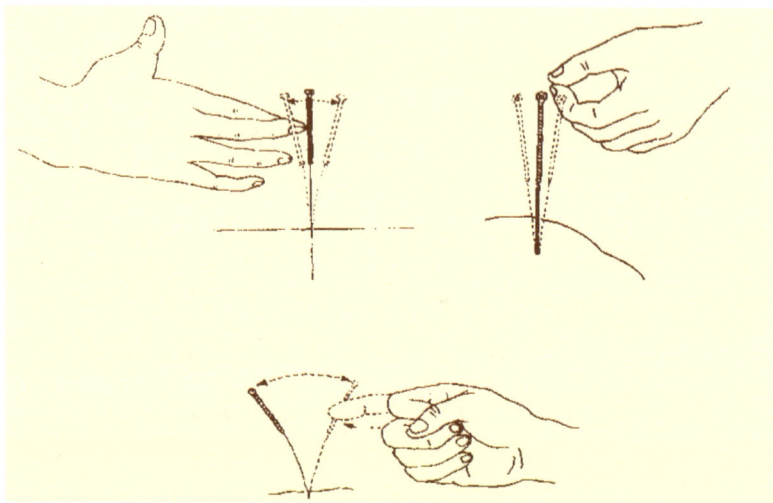

下手八法之弹法

用于针下气不至或得气后针感不能保持时。弹法能使针感持续像波浪般向远处放散，能有效地保持针感，并有一定的催气作用。历代医家多主张以弹法分补泻，如《针经指南》："弹者，凡补时，可用大指甲轻弹针。"《金针赋》："弹则补虚。"而杨氏文中却配合"先浅而后深，自外推内"等提插手法，非单纯以弹为补，较切合临床实际。

摇法

"摇：摇而伸之，此乃先摇动针头，待气至，却退一豆许，乃先深后浅，自内引外，泻针之法也。"《灵枢·官能篇》："摇大其穴，气出乃疾。"摇法可用于行针催气，再就是用于出针时，开大针孔，以达到泻的目的。但临床运用摇法并非专用于泻，其还能与提插、徐疾等手法配合用于补法。

扪法

"扪而闭之。经曰：凡补必扪而出之，故补欲出针时，就扪闭其穴，不令气出，使血气不泄，乃为真补。"扪法是临床施行补法的一个重要环节。扪法出自《素问·离合真邪论》"扪而循之"。《灵枢·官能篇》说："补必……气下而疾出之，推其皮，盖其外门，真气乃存。"现代临床运用有：闭气补虚，根据开阖补泻，出针缓而速扪针孔，有补虚的作用，所以扪法即开阖补泻之补法。出针后针孔出血，可用扪法以止血。针刺出针后，用手指按扪针穴及其上下，可以消除疼痛、酸麻等针刺后遗感。

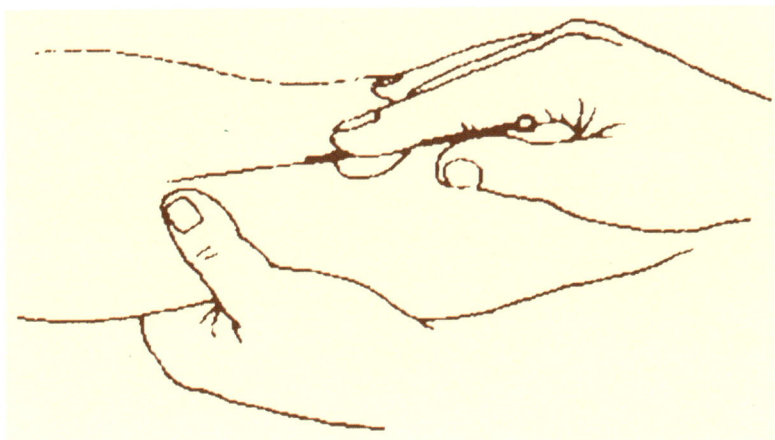

下手八法之扪法

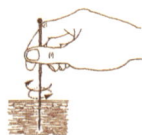

循法

"循: 循而通之。经曰: 凡泻针, 必以手指于穴上四旁循之, 使令气血宣散, 方可下针。"《针灸大成·三衢杨氏补泻》篇中提到的"循"有两个含义。下手八法之"循"用于针前, 以宣散气血, 便于进针, 此与《素问·离合真邪论》"扪而循之"意近。而十二字分次第手法中谈到的"循", 是用于针后不得气者。"用指于所属部分经络之路, 上下左右循之, 使气血往来, 上下均匀, 针下自然气至沉紧。"可见, 循对于激发经气, 促进针下得气有较大作用。另外, 循法还有促进针感传导的作用。对针下已得气, 欲使其传而不传者, 以押手食、中、无名三指向欲传部位按经循按, 可导气而行。在针刺治疗经筋病如面瘫、腰腿痛时, 常配合循法、摄法以导气至病所,

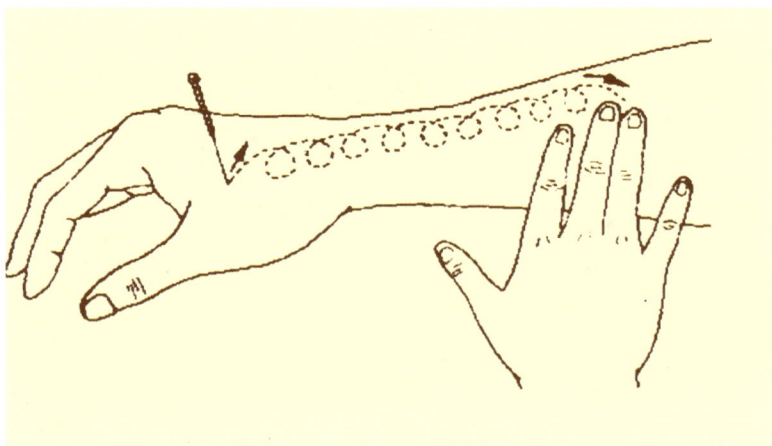

下手八法之循法

往往能取得良好的解痉、止痛效果。临床观察显示：循法不仅对循经感传起着有效的诱导作用，其对感传的速度及效应亦有促进作用。

捻法

"捻者，治上大指向外捻。治下大指向内捻。"捻法主要有两大作用。一是控制针感传导：在得气的基础上，捻法可控制针感传导的方向，当气上行时，反向捻转可使气向下，反之亦然。二是常用的催气作用：针后气不至者，可左右捻转引导气至。

下手八法中的揣法为杨氏所增补，"揣而寻之"，"其肉厚薄，或伸或屈，或平或直，以法取之，按而正之，以大指爪切掐其穴，于中庶得进退，方有准也"。揣穴时还须注意"刺荣无伤卫者，乃掐按其穴，令气散，以针而刺"；"刺卫无伤荣者，乃撮起其穴，以针卧而刺之"。爪法包括了窦氏十四法中爪法和切法的动作。循法增添了"以手指于穴上四旁循之"的操作内容。捻法补充了"治上

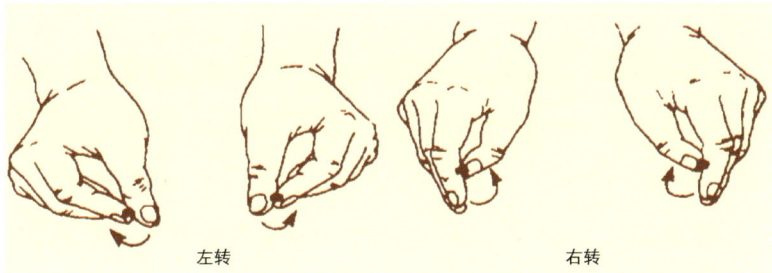

左转　　　　　　　　　右转

下手八法之捻法

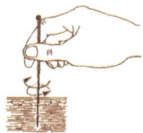

大指向外捻，治下大指向内捻。外捻者令气向上而治病，内捻者令气向下而治病。如出针，内捻者令气行至病所，外捻者令邪气至针下而出也"等操作内容。搓法、弹法、摇法和扪法与窦氏上述四法的操作基本相同。其中，属于左手的有"揣、爪、扪、循"四种。《难经·七十八难》："知为针者，信其左。"同时，作为基本手法的八法，还体现了杨继洲注重针刺补泻的思想。八法中除了揣、爪、循外，余下各式在临床中均可以根据情况，或单独使用，或联合使用，以达到补泻的目的。

经过杨氏整理的针刺基本手法，具有较强的可操作性。既无悖于《内经》《难经》经旨，又切合临床实际，对后世医家影响较大。

补泻手法，是在得气基础上施行的两种不同手法，属于针法的重要部分，能收到补虚泻实的两种不同的效果。凡通过针刺施行一定手法后，能使人体内各种机能恢复和旺盛的办法，谓之补；而通过针刺运用一定的手法之后，能疏泻病邪，使其恢复正常生理状态的方法，谓之泻。

自《内经》《难经》至《针灸大成》等历代名家及著述，所谈及的补泻手法，均是来自临床的总结创造，而不各具独特之处。然均以调其阴阳营卫之气，使其出入内外，上下往来，进而补虚泻实。

杨继洲在"经络迎随设为问答"中指出："是故当知荣卫内外之出入，经脉上下之往来，乃可行之。夫荣卫者阴阳也，经言：阳受气于四末，阴受气于五脏。故泻者先深而后浅，从内引持而出之；补者先浅而后深，从外推内而入之。"并且详细地论述了"补针之要法""泻针之要法""迎随之法""子午补泻""针头补泻"等。

每于补泻行针之前，均先行以导气之法。

补针导气法，"从卫取气"浅而深之，以调其营血也。徐徐而入，分部而留，进针于地才 [1] 之后，尚须"再推进一豆"，"此为极处，静以久留"。然后"退针至人部，又待气沉紧时，转针头向病所……"。其要在"其气以至，适而自护"。泻针导气法，"从营置气"深而浅之，以调其营卫也。徐徐而退，分部而留，"提出至皮间"之后，再"退针一豆"，"此为极处，静以久留"。然后"仍推进人部，待针沉紧气至，转针头向病所……"。其要在"静以久留，无令邪布"。

导气后，行行气法。杨继洲用之于补泻，以"指捻"为主，"指捻"亦转针之法也。内外而捻，力在针头，故他称之为"针头补泻"。

近代医者认为，迎随补泻为进针时将针尖迎着经脉来的方向斜刺为泻法，将针尖沿着经脉去的方向斜刺为补法；顺着经脉取穴，依次而针为补法，逆着经脉取穴，依次而针为泻法。而杨继洲所言迎随，除以上意思外还包括提插、开阖补泻。他说："补，随其经脉，推而按内之，停针一二时，稍久，凡起针，左手闭针穴，徐出针而

---

[1] 地才：即地部，约在穴位整个深度的下三分之一处。《金针赋》："刺之筋骨之间，名曰地才。"

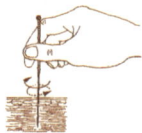

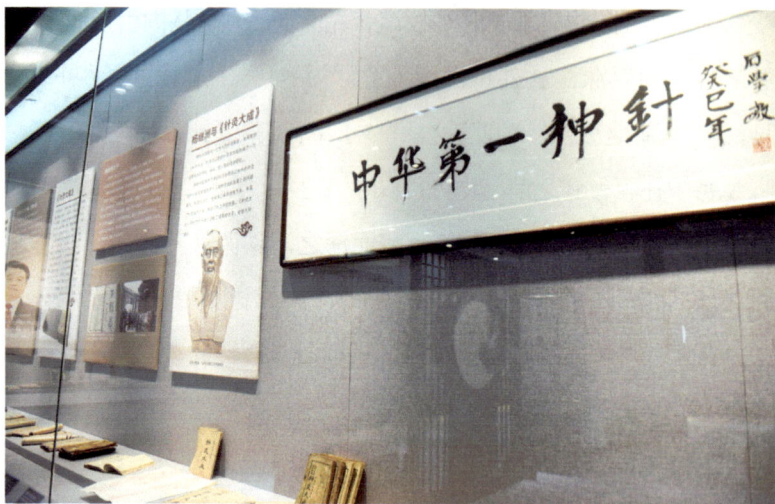

中国工程院石学敏院士为杨继洲针灸题字：中华第一神针

疾按之；泻，迎其经脉，提而动伸之，停针稍久，凡起针，左手开针穴，疾出针而徐按之。"迎随补泻并不是单纯的顺逆经脉针刺补泻，而是多种补泻法的总称。

[叁]《针灸大成》

《针灸大成》虽经靳贤的选集校正，但其主要内容则来自杨氏家传的《卫生针灸玄机秘要》（简称《玄机秘要》）。杨继洲针灸的主要内容在书中以"杨氏注解""杨氏""杨氏集"为标注。

1. 承前说而大成

《针灸大成》继承了前代众多的文献，是以《内经》《难经》为源，以《针灸聚英》为综汇基础（包括尊崇《素问》《难经》，旁求诸家；

推崇李东垣，重视"胃气为本"；重视"十二经病井荣俞经合补虚泻实"方法的应用；针灸药并用，不可偏执一端），又综汇各家（包括综汇各家文献、融汇各家所长）而成。

(1) 以《内经》《难经》为源

尊崇《内经》《难经》是《针灸大成》的一个突出特点，《针灸大成》开篇即将《内经》《难经》中有关针灸方面的理论聚为一卷，放在卷首，作为指导纲领，可见其对《内经》《难经》的尊崇程度。在《针灸大成》其他各卷里，也总是援引《内经》《难经》理论或指导辨证、或阐述理论、或对《标幽赋》等针灸名篇进行注解。正如杨继洲在"诸家得失策"中所说，尊崇《内经》《难经》，是因为只有溯其源，才能得古人立

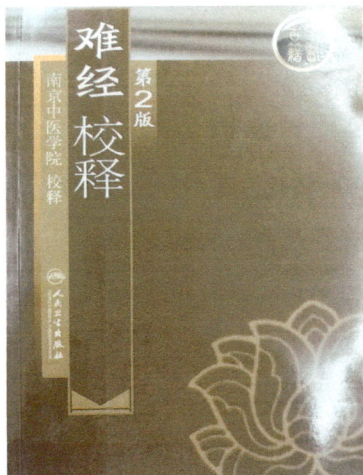

南京中医学院校释出版的《难经校释》

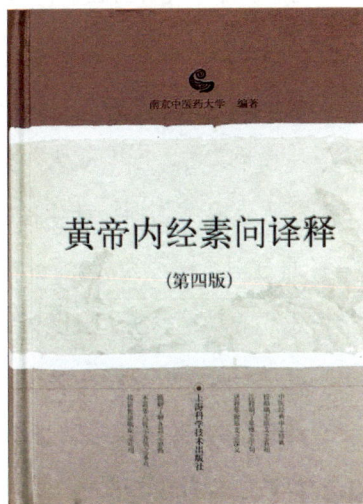

南京中医药大学编著的《黄帝内经素问译释》

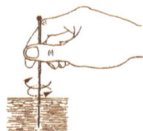

法之意。

(2) 以《针灸聚英》为综汇基础

杨继洲《针灸大成》是以其著的《玄机秘要》(占《针灸大成》43.9%)为底本，再综汇各家而成。在被综汇的各家中，高武《针灸聚英》的内容被《针灸大成》转引的最多，包括中古典籍的十三部书，占到相当大的比重，因此，说到杨继洲的《针灸大成》，就不能不说高武的《针灸聚英》，杨继洲为什么如此重视《针灸聚英》呢? 笔者分析如下。高武，具体生卒年月不详，但高武《针灸聚英》初刊于明嘉靖十六年(1537),《针灸聚英·引》是高武为《针灸聚英》作的序,时间是嘉靖已丑年(1529),说明已丑年《针灸聚英》已成书,杨继洲生于1522年，据此推算，高武应至少比杨继洲大三四十岁。高武是四明(今浙江鄞县)人,明代针灸学家,著有《针灸聚英》《针灸素难要旨》等，影响颇大。杨继洲与高武的生活年代相近，且均为浙江人。高武为浙江针灸名家，必然会对杨继洲产生一定的影响。笔者通过对《针灸大成》《针灸聚英》的文本内容及高、杨两人的学术思想的核对分析，发现杨继洲的学术思想很多是与高武一脉相承的，且有些是在《针灸聚英》的基础上有所发挥的。具体如下。

尊崇《素问》《难经》,旁求诸家

高武在《针灸聚英·引》中说"《素》《难》为医之鼻祖……不溯其原，则昧夫古人立法之善，故尝集《节要》一书矣;不穷其流,则不知后世变法之弊，此《聚英》之所以纂也"。高武特别强调尊崇《素问》《难经》，又重视诸家所长，这对杨继洲的影响是深刻的。综观《针灸大成》的内容结构，其宗旨正是以《素问》《难经》为源，以诸家为流，故杨继洲在其所作的策论"诸家得失策"中说"故不溯其源，则无以得古人立法之意；不穷其流，则何以知后世变法之弊……盖《素》《难》者，医家之鼻祖，济生之心法，垂之万世而无弊者也"。其根本指导思想明矣。

推崇李东垣，重视"胃气为本"

高武在《针灸聚英·凡例》中谓李东垣"深得《素问》之旨"，而"人多忽之"，故"于《脾胃论》中，表彰于此"。高武将"东垣针法"录在《针灸聚英》卷二中，在其临证处方上也多有反映，杨继洲将此部分录入《针灸大成》卷九中，并在其补泻专篇及卷六、卷七各经络、腧穴的论述中也多次涉及《脾胃论》的内容，在杨氏的三十一则医案中也多有体现，如其在田春野案例中谓"脾胃乃一身之根蒂，五行之成基，万物之父母，安可不由其至健至顺哉"，意在强调"保胃气"的重要性，也体现了杨继洲的学术思想和临证处方的趋向性，不能说受到高武的影响。

重视"十二经病井荥输经合补虚泻实"方法的应用

杨继洲擅用特定穴，是其用穴少而精的一个重要原因。在特定穴的应用方面，杨氏对五输穴和八脉交会穴应用尤多。五输穴的

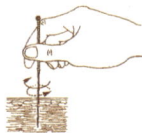

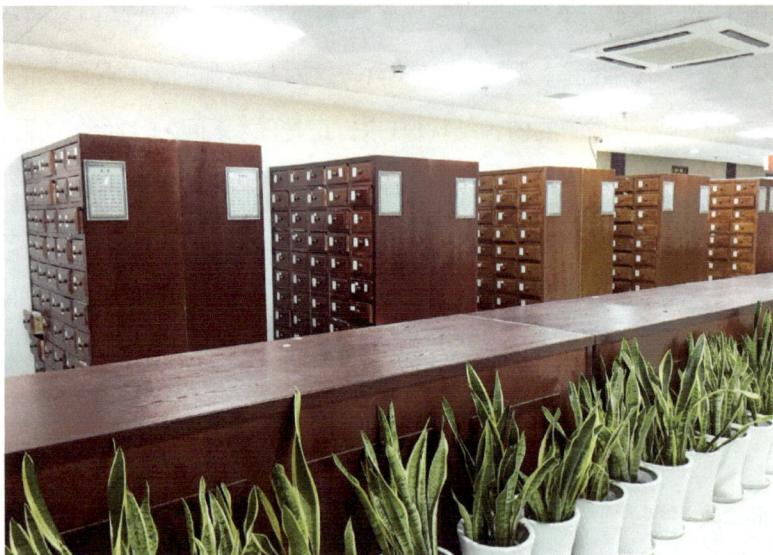

杨继洲针灸馆里仿古式中药柜

理论及应用源于《内经》《难经》，高武在此基础上配合流注时间，创立了"十二经病井荥输经合补虚泻实"，并将其录在《针灸聚英》卷二中，杨继洲又将此部分内容辑录在《针灸大成》卷五中。对于高武"十二经病井荥输经合补虚泻实"方法的应用，杨继洲不仅重视，更是将其在理论阐释和临证上运用得炉火纯青，这在《针灸大成》中多有反映，如其对《标幽赋》等针灸名篇所作的注解等。在这点上，可以说杨继洲是一个继承者，也是一个发扬者。

针灸药并用，不可偏执一端

高武在《针灸聚英·引》中说"针灸药，因病而施者，医之良也"，体现其针、灸、药并用的思想。杨继洲在"诸家得失策"中说"是针灸药者，医家之不可缺一者也"。杨继洲在临证时，也是据证灵活运用，或针、药结合，或针、灸结合，或针、灸、药结合。孙思邈、王执中、罗天益、吴崑等也是此观点的倡导者。

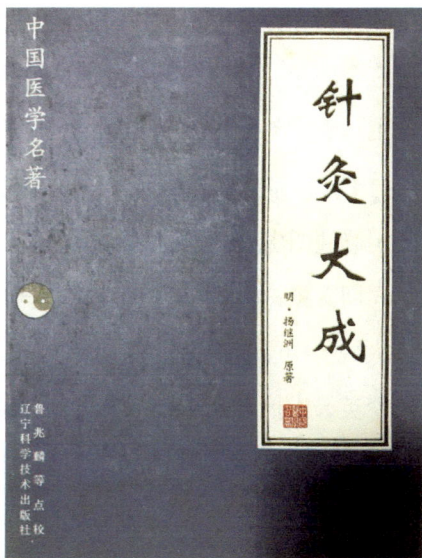

当代出版的《针灸大成》

综汇各家文献

《针灸大成》虽为杨继洲所撰，但相当部分的内容来自前代文献。按《针灸大成·针道源流》所载书目共二十六部，具体如下。

早期典籍：《素问》《难经》《子午经》。

中古（隋唐至宋元）典籍：唐《千金方》《千金翼方》、唐《外台秘要》、宋《铜人针灸图》、宋《明堂针灸图》、宋《存真图》、宋《膏肓灸法》、宋《针灸资生经》、元《金兰循经》、元《济生拔萃》、元《针经指南》《针灸杂说》、元《十四经发挥》。

同期（明）文献：《神应经》《针灸节要》《针灸聚英》《玄机秘要》《小儿按摩经》《古今医统》《乾坤生意》《医学入门》《医经小学》。

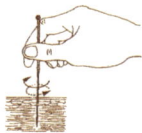

通过《针灸大成·针道源流》中所载的二十六部书目，也体现出三个问题：一、《针灸大成》早期典籍与中古典籍所采择的十六部书与《针灸聚英》所集用书目完全相同，对各书的内容简介、评价与《针灸聚英》都大致相同。笔者核对了《针灸大成》中所辑录的明确注明出处的文献，除了《素问》《难经》以外，几乎都是明朝的同期文献，中古典籍大多也只是部分在行文中有所提及，因此《针灸大成》中所辑录的中古典籍（十三部书）这部分应大多是从《针灸聚英》中摘录而来。二、同期文献的十部书为《针灸大成》所增录，在前代文献的基础上又汇集了当代针灸文献精华，既有继承，又有区别，使其内容较前代更为丰富、更为全面。三、在《针灸大成》所汇集的众多文献中，《玄机秘要》和《小儿按摩经》已佚，《乾坤生意》现存的也只有残本，这些珍贵的文献资料有赖《针灸大成》而得以保存。因此，《针灸大成》文献丰富，资料翔实，不仅保存了古代文献，也促进了针灸学的发展，为后人留下了宝贵的医学文化遗产。

通过以上分析，《针灸大成》之所以名为"大成"，正是因为其以《内要》《难经》为本，又汇聚了多家所长，集明以前针灸学术为一炉，从源到流，提纲挈领，体现了针灸学发展的脉络，才成就了《针灸大成》丰富的内容，故而成为集明之前针灸精华之大成者。

综上所述，可以看出，《针灸大成》是以《内经》《难经》为指导思想，博引各家所长；以《玄机秘要》为核心，突出临床特色；以《针灸聚英》为综汇基础，反映杨继洲学术倾向的一部综合性著作。通过《针灸大成》可以了解明以前针灸学的发展及其演变、流传情况。

2. 定取舍以达情

《针灸大成》尽管综汇各家，仍多有创新。在编撰成书、自成体系的过程中，首先要对当时现存的文献进行取舍，从早期的《内经》《难经》，到与杨继洲同时期的著作，明代及明代之前的针灸著作非常丰富。

在这众多的文献中，杨继洲首先要根据对《针灸大成》的设计构思，对当时遗存的文献进行第一次的取舍，然后汇集分类，进行编排。从其所录诸书可以看出其取舍标准为：宗旨合于《内经》《难

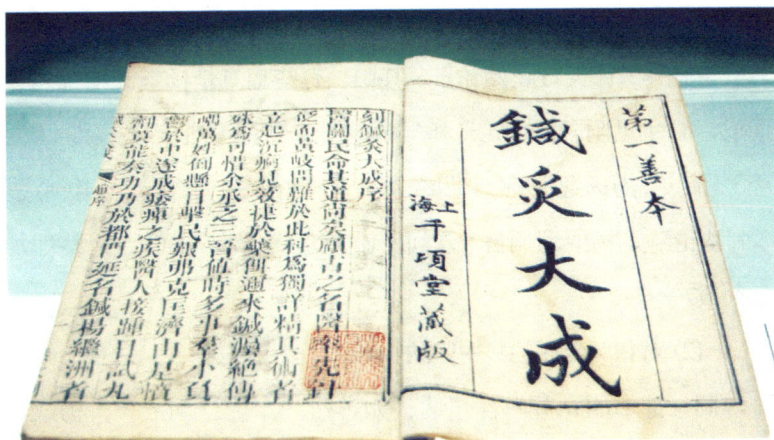

《针灸大成》——上海千顷堂藏本

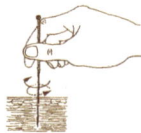

经》，内容切合临床实用，影响较大。

其次，再对已选文献内容按需要对《针灸大成》进行充实，有序排列。有的全文录入，有的部分录入，有的还加入杨继洲的见解。这是第二次的取舍及整理加工。总结如下。

（1）大的体系划分

如《针灸大成》将《医学入门》卷一的"杂病穴法"分为三个部分，关于临证用穴的前一部分归入了《针灸大成》卷三的"杂病穴法歌"，关于补泻手法的后一部分归入卷四的"南丰李氏补泻"，关于子午流注的部分归入卷五的"流注开阖"和"流注时日"两个篇章。再如《针灸大成·针灸直指》是摘录《素问》和《灵枢》两部书中关于针灸方面的内容，将这些内容放在一起，独立成为一个篇章，且将当中的某些篇目名称重新命名，如改《素问》"异法方宜论"作"针灸方宜始论"。其中，有些篇章是杨继洲增加内容而成，如"手足阴阳流注论"和"刺法论"。"手足阴阳流注论"，《内经》无此论，为杨继洲将《十四经发挥》中此部分内容重新合并而成。"刺法论"是杨继洲摘自《素问·刺法论》的部分内容，又整理加工而成。

（2）对相关专题的集中归纳

同一部书的相关内容归纳：如卷四"《内经》补泻"，杨继洲将《内经》中有关针灸补泻的内容按照自己的思路重新编排，涉及

《内经》多个篇章，依次为：《灵枢·九针十二原》《素问·宝命全形论》《素问·针解篇》《灵枢·小针解篇》《灵枢·官能篇》《素问·八正神明论》《素问·调经论》《素问·离合真邪论》《灵枢·邪客篇》《素问·刺志论》《灵枢·根结篇》《灵枢·刺节真邪论》《灵枢·终始篇》《灵枢·逆顺肥瘦篇》。重新编排后内容更为连贯，如《灵枢·九针十二原》中只说了"凡用针者，虚则实之，满则泄之，宛陈则除之，邪胜则虚之"，但具体做法却在《素问·针解篇》，杨继洲将其一前一后放在一起，内容完整连贯，更为明确。

不同书的相关内容归纳：在卷六、卷七的经络腧穴部分，各经的经穴歌部分就是杨继洲将《素问》《灵枢》《医学入门》《导引本经》《心印经》《秘法》以及书中的气血流注、用药、脏腑的脉象等众多相关的内容汇集在一起，系统性更强。

(3) 目录的编排

《针灸大成》卷一为《内经》《难经》理论，放在卷首，突出其以《内经》《难经》为本的思想；卷二、卷三为影响较大的针灸歌赋，其中，对重要的内容还作了注解，如卷二的《标幽赋》、卷三的《胜玉歌》和四篇策论等，均为杨继洲所作，突出了杨氏的学术思想。另外，卷二载赋十首，五首为治疗用穴经验，四首为针法、手法，卷三载歌二十首，十首为临床经验总结，两首为补泻手法，体现了《针灸大成》重视临床、重视补泻手法的特点；卷四主要阐述补泻手法；

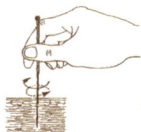

卷五专载特定穴及按时取穴法；卷六、卷七详论十四经经络腧穴理论；卷八论述各科治法及中风治法；卷九主要论述灸法，还有部分为临床治证；卷十为儿科专论。

通过以上分析，可以看出《针灸大成》体系清楚、重点突出、内容丰厚，能充分反映著作者的学术特点。

前面论述过《针灸大成》有相当一内容来自《针灸聚英》，但对比二者的目录和内容，就会发现有很大差异。现仅举几例，以示说明。

一、在灸法部分，《针灸聚英》卷二、卷三均有，体系不太明确，《针灸大成》将灸法部分集中在卷九，且援引多家来集中论述，重点突出，系统性强。

二、《针灸聚英》中对补泻手法、按时取穴部分记载简单，补泻手法部分注明"补泻"之名的只有高武一家，较为单调，《针灸大成》辑录多家手法，并将补泻手法的操作具体化，不仅内容丰富，也使后学易于掌握。在按时取穴部分，《针灸大成》内容也远比《针灸聚英》丰富。

三、在歌赋部分，高武在《针灸聚英·凡例》谓"世俗喜歌赋"，若专事歌赋，"则针灸亦狭矣"，故"集于卷末，以备参阅"。可以看出，高武不太重视歌赋，而杨继洲的《针灸大成》不仅将歌赋置于卷二、卷三，各为一卷，重要歌赋还亲自作注，意义就完全不同。

《针灸大成》卷二、卷三中所载的针灸歌赋还是较全的。

综上所述，《针灸大成》比《针灸聚英》更为系统化，重点更为突出，内容更为丰厚，重要部分形成专卷，操作也更加具体化。二者的不同点是很明显的。从《针灸大成》对书的选用到对内容的安排，都自成体系，体现了杨继洲对针灸的认识理解及学术思想体系，反映出其以下几方面的特点：由《素问》《难经》溯源，由诸家穷流；重视针灸理论基础；强调针法、手法；重视按时取穴；突出临床。

《针灸大成》内容丰富，对后世乃至今天的针灸学术影响巨大。通过《针灸大成》目录及篇章结构，可初步窥知其书之学术系统，而这一系统系杨氏在继承前代的基础上提出，交织前代及他书而有所创新。

3.综汇各家、阐论医理

(1) 主要基础

《内经》《难经》是《针灸大成》根本指导思想，对经典的尊崇在《针灸大成》中得到了淋漓尽致的体现。

《针灸节要》《针灸聚英》均为高武所著，《针灸节要》阐发《内经》《难经》要旨，《针灸聚英》聚各家所长。在《针灸大成》所辑录的各书中，《针灸聚英》占了相当的比重，可以视为综汇的基础。

《玄机秘要》是杨继洲所著，占了《针灸大成》43.9%的比例，《针灸大成》正是以《玄机秘要》为底本，再辑录他书而成。以上部分

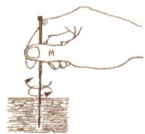

已在前面做了详细的论述，这里不再赘述。

(2) 名家论著

《标幽赋》

针灸名赋《标幽赋》《通玄指要赋》等均为窦氏所作，其重视针刺手法和流注八法。飞腾八法与灵龟八法均是在窦汉卿流注八法的基础上发展起来的，这些都对后世针灸学的发展产生了深远的影响。王国瑞、徐凤、杨继洲等都在窦氏的理论基础上有一定的发挥。

①《针灸大成》扩大八会穴主治

窦氏特别强调对八脉交会穴的应用，其八法所治的病症达到二百十三证，徐凤《针灸大全》卷四"窦文真公八法流注"之"八法主治病五十四症"载有此部分内容，并将八法所治的病症整理扩充，至杨继洲《针灸大成》卷五"八脉图并治症穴"，在《针灸大全》的基础上又增添了三十八个证治，使八法所治的病症达到二百四十五证，丰富了八脉交会穴的治症。《针灸大成》所增添的三十八个证治依次为：冲脉公孙穴增五个，督脉后溪穴增六个，阳跷脉申脉穴增六个，带脉临泣穴增六个，阳维脉外关穴增一个，任脉列缺穴增七个，阴跷脉照海穴增七个。

另外，徐凤在窦氏八法治证基础上发展成"主应配穴法"，主张凡治证先针主穴，再针相应的客穴，如治腿膝背腰痛，先针后溪穴，再取与其主客相应的申脉穴，增加了针灸证治的配穴范围，此种配穴方法为杨继洲所重视，也为后世医家所重视。

②针刺手法方面

其一，杨继洲在窦汉卿的手指十四法（动、退、搓、进、盘、摇、弹、捻、循、扪、摄、按、爪、切）的基础上，结合各家的针刺手法与自己的经验，创立了"十二字分次第手法"，分别为：爪切、指持、口温、进针、指循、爪摄、退针、指搓、指捻、指留、针摇、指拔。

其二，杨继洲在十二字分次第手法的基础上精简而成了下手八法，分别为：揣法、爪法、搓法、弹法、摇法、扪法、循法、捻法。其中，"揣法"为杨继洲提出。

另外，对具体操作进行了补充，使这些手法具有了明确的可操作性。此外，杨继洲还注解了窦汉卿《标幽赋》《通玄指要赋》，均对后世产生了一定的影响，也表明了杨继洲对窦氏针法的重视程度。

《席弘赋》

席弘是江西流派的代表人物。席氏家传针灸传至刘瑾（江西南昌人）时，其奉宁献王朱权之命在陈会《广爱书》的基础上著成《神应经》，其主要内容被《针灸聚英》所载，后又被《针灸大成》所辑录。江西流派对针灸学的发展有较大的影响，徐凤、高武、李梴等皆受其影响，其特点是重视补泻手法、重视八法、重视临床等。

杨继洲对席弘针法非常重视，《针灸大成》中有鲜明的反映。《针灸大成》卷八几乎专卷都是《神应经》"穴法图"与治证方面的内容，

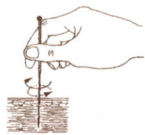

不同之处是杨继洲在此基础上又作了调整与增补。在"穴法图"部分的不同之处，其一是穴位顺序不同；其二是穴位个数不同：《神应经》"穴法图"共载三十九穴，《针灸大成》在此基础上又增加二十八穴，依次为：神庭、囟会、前顶、后顶、翳风、脑空、陶道、身柱、风门、心俞、胆俞、脾俞、胃俞、三焦俞、大肠俞、小肠俞、膀胱俞、白环俞、长强、乳根、中庭、鸠尾、巨阙、上脘、下脘、石门、中极、会阴，从而使其更加完善。另外，在《神应经》"穴法图"后，配有十二幅图，为十二正经的要穴图，每经一图，十二幅图后有每经的要穴说明，《针灸大成》作了调整与增补。其一是将每经的要穴说明分别调整到每经的要穴图下，这样更为直观，易于理解。其二是在原图的基础上，标明了各穴的五行属性及穴位特性，并依据"虚则补其母，实则泻其子"的治疗原则，标明了各经该补该泻及其本穴的穴位。以手太阳小肠经为例，《神应经》"穴法图"只在图旁标明了少泽、前谷、后溪、腕骨、阳谷、小海六个穴位，《针灸大成》则在图旁作了补充，为：井金—少泽、荥水—前谷、输木—后溪—补—八法、原—腕骨、经火—阳谷本、合水小海泻。这部分实质上是融合了高武所创立的"十二经病井荥俞经合补虚泻实"的方法。其三是补充了九个要穴，依次为：午手少阴心经补充少府、少冲二穴，申足太阳膀胱经补充京骨、束骨、通谷、至阴四穴，酉足少阴肾经补充阴谷穴，亥手少阳三焦经补充关冲穴，子足少阳胆经补充窍阴穴。

在其补充的九个穴位中，均为五输穴，其中有四个是井穴，表明了杨继洲重视特定穴，并重视井穴的运用，在《针灸大成》卷五开卷即载杨继洲所作的"十二经井穴图"，专列井穴的临床应用，足见其对井穴的重视。

《神应经》治证部分载于《针灸大成》卷八"穴法图"后，《针灸大成》将《神应经》此部分的二十四部改为二十三门，将"杂病部"并入了"疮毒门"，并将此部分内容作了简化；将"小儿门"的"遍身生疮""腋肿、马刀疡""热风瘾疹""疡肿振寒""疥癣疮"五条并入了"疮毒门"；并将有些门中的主治、用穴、操作做了些许改动。

《席弘赋》《百穴法歌》分别载入《针灸大成》卷二、卷三中，有关头部、背部、腹部、手足部的折量法及补泻手法部分均载于《针灸大成》卷四中。在《针灸大成》卷四"《神应经》补泻"部分，杨继洲还补充说明男女背部、腹部补泻的不同操作方法。

《神应经》是席弘学术思想的重要反映，共一卷，《针灸大成》基本都录入其中，并在《神应经》的基础上又做了一定的补充和调整，重新放入《针灸大成》相应的卷篇中，既将席弘的学术思想较为完整地保存下来，又完善了此派学说。

《针灸大全》

徐凤曾拜倪孟仲、彭九思为师，著有《针灸捷要》，即《针灸大全》。徐凤对窦汉卿的针法很重视，《针灸大全》卷一载《通玄

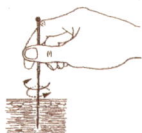

指要赋》,卷二载《标幽赋》,并为其做注,卷四载《窦文真公八法流注》。徐凤还受席弘的影响,《针灸大全》卷一载《席弘赋》,《针灸大成》卷二《席弘赋》就是从《针灸大全》中辑录而来。因此徐凤也是集多家经验于一体,并结合自己多年的临床经验著成《针灸大全》,《针灸大全》对后世产生影响最

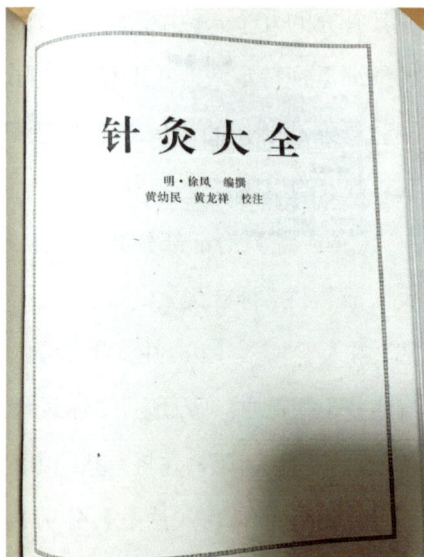

明徐凤编撰《针灸大全》

大的是载于卷五的《梓岐风谷飞经撮要金针赋》(即《金针赋》)和按时取穴部分。

①补泻手法

在我国针灸史上,泉石所著的《金针赋》是影响最大的一篇针刺手法专赋。泉石究竟是谁,有学者认为是徐凤,也有人认为另有其人,目前针灸学界尚有争议。《金针赋》在《针灸大全》中名为《梓岐风谷飞经撮要金针赋》,主要论述了针刺的补泻手法,下针分天地人三才部与补泻方法相结合,及调气之法、出针之法等内容。对于补泻手法提出治病有八法:烧山火、透天凉、阳中隐阴、阴中隐阳、

子午捣臼、进气之诀、留气之诀、抽添之诀，还提到了龙虎交战法，其实是九法。飞经走气有四法：青龙摆尾、白虎摇头、苍龟探穴、赤凤迎源。此部分补泻手法对后世医家产生了深刻的影响，汪机、高武、李梴、杨继洲等医家都转载此赋，并作了补充，至《针灸大成》时，在其卷四补泻手法专卷里有详细的记载，又添了以下内容，分别为：运气法、提气法、中气法、龙虎升降、五脏交经、通关交经、膈角交经、关节交经、子午补泻、子午捣臼、子午倾针，及配合呼吸的捻针补泻手法、进火补、进水泻等法，大大丰富了复式补泻手法。袁宜勤等人发表在《中医药学刊》2004 年第十期上的《杨继洲对刺法的学术贡献浅析》一文提出：在《针灸大成·三衢杨氏补泻》中所阐述的二十四种复式手法，有九法为杨氏所创，分别为：运气法、中气法、五脏交经、膈角交经、通关交经、关节交经、子午倾针、进火补法、进水泻法。

另外，《针灸大成·经络迎随设为问答》最后载《八法流注之要诀》，杨继洲将八法流注、呼吸配合补泻手法、天地人三部进针法融为一体，以歌诀形式呈现，用杨继洲自己的话说，此诀"阐尽针经真口诀"。

最后，杨继洲补《金针赋》之不足。杨继洲在注解《金针赋》时，也阐释了自己的看法，如对《金针赋》中以早晚、男女分阴阳，杨继洲以《内经》为依据，提出质疑，"是则卫气之行，但分昼夜，

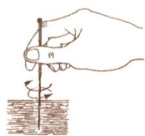

未闻分上下，男女脏腑经络，气血往来，未尝不同也，今分早晚何所据依？"对晕针的处理，《金针赋》只说"其或晕针者，神气虚也，以针补之，以袖掩之口鼻气回，热汤与之"，杨继洲明确具体方法，说"如刺肝经之穴，晕，即补肝之合穴，针入即苏，余仿此。或有投针气晕者，即补足三里，或补人中。大抵晕从心生，心不惧怕，晕从何生？"对出针的方法，杨继洲也提出要根据情况，不能都"出针贵缓"，说"《素问·补遗篇》注云：……大抵经络有凝血，欲大泻者当猛出，若寻常补泻，当依此可也。亦不可不辨"。

《针灸大成》在《金针赋》的基础上，对补泻手法进行了补充和总结，对后世产生了深远的影响。

②按时取穴

《针灸大成》非常重视时间针法，在其卷五有集中论述，在卷九的医案中，也多有反映此法的医案。

子午流注：南唐何若愚首创"子午流注纳甲法"，并著有《流注指微论》三卷和《流注指微赋》（此赋《针灸大成》卷二有载），金代阎明广著有《子午流注针经》，将《流注指微赋》录于卷首，成为最早介绍子午流注的专著，后又被元窦桂芳录入《针灸四书》中，至明代徐凤《针灸大全》有较大的发挥，并做了一定的补充，如"子午流注逐日按时定穴歌"等，产生了更大的影响，再至高武《针灸聚英》，高武在子午流注纳甲法的基础上，首次提出子午流注纳子法，进一步完善了子午流注学说，到李梴《医学入门》，将徐凤的"一时开一穴"演化为"一时开六穴"，发展了子午流注的开穴学说。

灵龟八法：飞腾八法与灵龟八法均是以窦汉卿《针经指南》为基础发展起来的，飞腾八法最早见于元代王国瑞《扁鹊神应针灸玉龙经》，后发展成为灵龟八法，飞腾八法与灵龟八法并见于徐凤《针灸大全》，徐凤又在此基础上进行了完善，影响较大。

子午流注与灵龟八法在《针灸聚英》中有所体现，至《针灸大成》时，更是用几乎专卷来论述，足见其重视程度。《针灸大成》此部分采用《针灸大全》的较多，辑录的比《针灸聚英》要全面很多。同时，《针灸大成》继承前代成果，将子午流注与灵龟八法做了较为全面的总结。

《医学入门》

李梴，江西南丰人，明代著名医学家，著有《医学入门》，其中"杂病穴法歌"和"南丰李氏补泻"影响较大，流传广泛。

《针灸大成》卷三载"杂病穴法歌"，主要是李梴临床经验的总结；卷七载"治病要穴"，是李梴临床常用穴，此部共有五部分，依次为：头部九穴、腹部十五穴、背部十九穴、手部二十一穴、足部二十六穴，共九十穴。

《针灸大成》卷四载"南丰李氏补泻"，是李梴专论刺法、补泻手法的一卷，主要阐述了子午补泻法、三才进针法、迎随补泻法

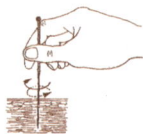

和九六补泻法，这里融合了窦汉卿的手指补泻十四法、席弘针法等，对后世影响较大。

《针灸大成》卷五载"流注开阖"和"流注时日"，是李梴关于按时取穴部分的论述。李氏是在何若愚、徐凤、高武等医家的基础上又有所发挥，将"一时开一穴"演化为"一时开六穴"，为子午流注的开穴学说做出了贡献。

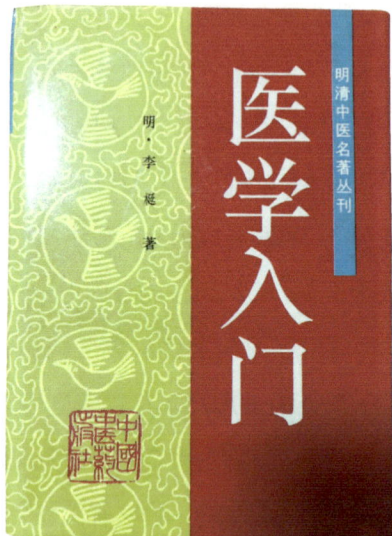

明代李梴著《医学入门》

《针灸大成》卷九载"捷要灸法""取膏肓穴法"，这两部分均取自《医学入门》卷一"治病奇穴"，共有十七个部分，《针灸大成》去掉了"患门""崔氏四花""经门四花""骑竹马灸"四个，将"膏肓"单列一篇，名为"取膏肓穴法"，剩余十二个为一篇，名为"捷要灸法"，反映了李梴的灸疗经验。

《针灸大成》还辑录了其他医书，像《古今医统大全》《乾坤生意》《医经小学》等，取关于针灸者著录其中。另有四明陈氏《小儿按摩经》，是现存最早的一部小儿按摩专书，原书已佚，有赖《针灸大成》而得以保存流传。

综上所述，各家在《内经》《难经》的基础上各有发挥，各家之间又相互交织、相互影响，难以截然划分。如徐凤既有倪孟仲、彭九思等传承一派的特点，又受窦汉卿、席弘的影响，著录《针灸大全》，既有自己多年的临床经验，又是在王国瑞、何若愚等前辈经验的基础上而成，杨继洲著《针灸大成》也是如此，这其中也揭示了学习中医学的方法：《内经》《难经》为本，继承前贤，融汇各家，临床实践。

4. 发心得而昌言

(1) 丰富刺法、补泻手法

一、《针灸大成》卷四"三衢杨氏补泻"，是杨继洲所做的有关补泻手法的专论。除了前面介绍的杨氏融《内经》《难经》手法、各家手法及自己家传手法于一体，内容丰富以外，还补充了具体的操作手法，使后学易懂。

杨继洲在"经络迎随设为问答"里提出"刺有大小"，将补泻手法分为大补大泻、小补小泻(平补平泻)，丰富了补泻手法。又总结了补泻的重要方法，使后学有法可依。"经络迎随设为问答"共有三十六问，内容广泛，涉及奇经八脉、迎随之法、经络、子午补泻、针头补泻、候气之法、疾徐之理、诸家刺齐异同等内容，其与"三衢杨氏补泻"是杨继洲在针刺补泻手法方面的集中体现。

二、发展透穴：透穴法即"一针二穴"法，首见于元代王国瑞

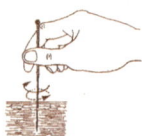

的《扁鹊神应针灸玉龙歌》："偏正头风痛难医，丝竹金针亦可施，沿皮向后透率谷，一针两穴世间稀。"杨氏在对《玉龙歌》作注时，将透穴扩充至十三法：印堂透攒竹，风池透风府，合谷透劳宫，地仓透颊车，颊车透地仓，头维透额角，鱼尾透鱼腰，膝关透膝眼，昆仑透太溪，间使透支沟，液门透阳池，列缺透太渊，复溜透太溪。

此处有一点需要纠正，现在常见有报道说杨继洲将透穴扩充至十四法，本人核对了杨继洲为《玉龙歌》作的注，"阳陵泉透阴陵泉"这点王国瑞已在歌赋中提出，"膝盖红肿鹤膝风，阳陵二穴亦堪攻，阴陵针透尤收效，红肿全消见异功"，并非杨继洲补充，因此删除此条，杨继洲扩充了十三法。

（2）选穴、配穴发挥

杨继洲在用穴上，重视辨证选穴、循经取穴，提出"宁失其穴，勿失其经；宁失其时，勿失其气"的观点，并重视经验穴、特定穴、八脉交会穴与奇穴的应用。其他的前面已有论述，这里重点介绍以下内容，均为杨继洲亲创。

一、十二经井穴图：缪刺法是络脉有病时，采用左病刺右、右病刺左的一种针刺方法，《素问·缪刺论》专论缪刺法，但不够系统化，也不够全面。《针灸大成》卷五"十二经井穴图"是杨继洲在《素问·缪刺论》的基础上发挥而成，明确提出井穴治络病，并增加六阴数手法，补全心经、小肠经络脉有病，也皆刺其井穴，及十二经络脉的症状，并详细论述了井穴的刺灸方法。如刺井穴以泻法为主，取穴特点为缪刺法，留针时间多数以"如食顷已"为准等。杨继洲扩大了井穴的治疗范围，并使之系统化。另外，杨氏还补充了与之相配的十二幅图，图文并茂，更为完善。

二、《针灸大成》卷五"十二经治症主客原络图"为杨继洲所作，是一种以表里两经的原络穴为主客的配穴法，如"肺之主大肠客"中，肺经有病，先刺肺经原穴太渊，再刺大肠经络穴偏历，扩大了针灸配穴的方法。

(3) 丰富治证经验

杨继洲的治证经验非常丰富，《针灸大成》中有很充分的证明，有代表性的是杨氏自创的《胜玉歌》、"治证总要"、"医案"和杨继洲作注的歌赋等，比如对《玉龙歌》的注解，就很能说明问题。这其中既体现了杨氏对疾病的认识，也总结了其独有的临床经验，为后世针灸临床提供启示和借鉴。比如：杨氏在注释《标幽赋》时，将特定穴的应用总结为"五脏六腑之有病，必取此门、海、俞、募之最微妙"，"经络气血凝结不通者，必取此原、别、交、会之穴而刺之"，在杨氏的三十一则医案中，其取穴规律就多为上述之类，正因为其丰富的临床经验，才能做出提纲挈领的总结。

《针灸大成》卷九"治症总要"共一百五十一条，涉及对临床各科的治疗。其中，一问一答的有八十二条，仅列症状和用穴的有

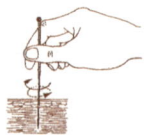

六十八条，包括了病因病机、症状、用穴、不效原因及此穴未效，复刺后穴的备用方等内容，非常丰富。

《治症总要》开篇即论中风，后面有七条也是论中风的。在《针灸大成》中，除此篇外，有多篇章节都涉及中风，如《中风瘫痪针灸秘诀》《初中风急救针法》《中风论》《诸风门》等，对中风的病因病机、诊断、辨证施治及预后等方面都作了详细的记载，以及中风的预防、急性发作、中风后遗症等的具体处理方法。一、对中风病因的认识：经历了唐宋之前的外因说，到金元时期的内因说，杨继洲认为中风的发病多由于内因或外因所致，"或痰或气，或怒或喜，逐其隙而害成也"。二、在中风的病机上，对出现不同症状的发病机理阐述得更为详尽。三、治疗中风，要重视辨证选穴，如中风阴证、阳证的选穴就不同。四、在对中风病的预防上，杨继洲的认识更为深刻，并说明了具体的操作方法。在《治症总要》中有详细记载："但未中风时，一两月前，或三四个月前，不时足胫上发酸重麻，良久方解，此将中风之候也。"并在春夏、夏秋交接时，"急灸三里、绝骨"，至"常令二足有灸疮为妙"。五、对中风的治疗像中风急性发作时用十二井放血急救等方法，现代临床仍继续应用。因此《针灸大成》对中风病的认识、治疗、预防对后世临床仍然具有重要的指导作用。

(4) 补充修正

在经络腧穴部分,通过《针灸大成》与《针灸聚英》文本的核对,二者相同处不少,但《针灸大成》在此基础上参考多部文献,做了补充修正(此部分也占了一定比例),完善了其经络腧穴理论。

一、在《针灸聚英》三百五十四穴基础上增眉冲、风市、督俞、气海俞、关元俞五穴。专列"经外奇穴",载三十五穴,并为经外奇穴增耳尖、聚泉、金津、玉液、百虫、四关、独阴七穴;增交会穴两个(巨髎、膻中)。

整理一穴多名:《针灸大成》卷七"穴同名异类"对一穴多名的情况予以总结说明,在《针灸大全》卷六的基础上,进行了归纳、调整和补充,具体如下。

《针灸大全》卷六最后载有"论一穴有二名""论一穴有三名""论一穴有四名""论一穴有五名""论一穴有六名""论一名有两穴"共六篇,《针灸大成》首先将六篇归为一篇,名为"穴同名异类"。其次,对以上内容进行了增删和调补:在"一穴二名"中,删水分、腹结、商阳,调整颊车、神门、中府、中脘至"一穴三名",合并然谷、然骨为一穴至"一穴三名";在"一穴三名"中,增长强,删前关,调整中极、关元、天枢、京门至"一穴四名";在"一穴四名"中,调整百会、章门至"一穴五名";在"一穴五名"中,调整石门至"一穴六名"。

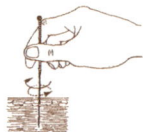

调整穴位次序：足阳明胃经、足太阳膀胱经、足少阴肾经、手少阳三焦经四条经脉穴位的循行顺序与《针灸聚英》有所不同。

补充《针灸聚英》主治：如京门穴主治"寒热腹胀，引背不得息，水道不利，溺黄，小腹急肿，肠鸣洞泄，髀枢引痛"，这七条主治均为《针灸大成》添加。再如灵台穴，《针灸聚英》无主治，《针灸大成》补充"今俗灸之，以治气喘不能卧，火到便愈，禁针"等。临泣穴，只有定位、主治，而无针刺深浅、留针时间，《针灸大成》补"《铜人》针三分，留七呼"句，使之全面。还有委阳穴的主治，《针灸大成》与《针灸聚英》完全不同。

二、匡正讹误、弥补阙失：《针灸聚英》错误之处，《针灸大成》予以订正。如：卷七足少阳胆经的风池穴，《聚英》先载"《甲乙》针三分"，后又载"《甲乙》针一寸二分"，显然有误，《针灸大成》订正为"《甲乙》针一寸二分"。

卷四《难经》补泻：《难经·七十五难》有"欲令金不得平木也"句，杨继洲注为"金不得，'不'字疑衍"，并阐明其理，谓"泻火以抑木，补水以济金，欲令金不得平木。一云：泻火补水，而旁治之，不得径以金平木"。另在《难经·七十五难》和《难经·七十七难》下分别补充"补水泻火之图"和"五脏传病之图"，并在每幅图下予以说明，使其意思更为明确。

卷四"南丰李氏补泻"有三才部分的操作，其中李梴的注语缺地才，并将人才部误作地才部，杨继洲已予以纠正并补充。

对《内经》中穴位不明处，杨继洲也予以补充，使后学易明。以《针灸大成·针灸直指·刺疟论》为例，此篇摘自《素问·刺疟论》，篇中对足太阳之疟等六条足经的疟疾，及肺疟等只指出应刺的经脉，并未指出应刺的穴位，有的甚至连经脉名也未指出，只说难治，但在《针灸大成·针灸直指·刺疟论》中，杨继洲均已明确指出应刺的穴位名称及操作方法，均写在括号内，如"足少阳之疟，……刺足少阳（侠溪针三分、灸可三壮）"，"足少阴之疟，……其病难已（大钟针二分，太溪针三分，各灸三壮）"，"肺疟者，……刺手太阴，阳明（列缺针三分，灸五壮；合谷针三分，灸三壮）"等。

三、辑录用穴经验：如杨继洲在膏肓俞穴位下方作了按语，说明了三点：其一，"人年二旬后"才能灸足三里穴，灸此穴可以"引火气下行，以固其本"；其二，指明"每见医家不分老少，又多不针泻三里，以致虚火上炎"，故不能愈疾；其三，患者灸膏肓俞穴时，"必针三里或气海，更清心绝欲"，再参阅各经调摄，疾病又怎么能不好呢？由于膏肓俞穴"无所不疗"，穴下又特别载录了《左传》中著名的"秦医缓和"的故事，及孙思邈的一段话，认为医生之所以不能治膏肓之疾，是因为不知道灸用膏肓俞穴，以此来说明此穴的重要性。杨氏在此说明用此穴的正确方法：灸膏肓俞时，必须要针三里或气海，引火下行，才不会引起虚火上炎。

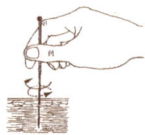

(5) 完善灸法

《针灸大成》卷九几乎专卷论述灸法问题，对灸法从灸用材料、艾炷大小、壮数多少、点火法、炷火先后、灸法补泻、施灸程序、发灸疮法、灸疮洗贴法、隔物灸法、灸后调摄与禁忌等进行全面论述，资料丰富并有独到见识。此部分要和卷三的"头不多灸策""穴有奇正策"联系起来看，才能把握灸法的要领。因此除了具体操作以外，杨继洲对灸法主要观点有以下几点：一、灸法须按经取穴，要按经络理论治病，杨氏还说"得之则为良医，失之则为粗工"；二、施灸重在交会穴；三、提出"诸阳之会灸宜慎"，是因为头部是"诸阳之会，百脉之宗"；四、施灸要查明病机，根据腧穴部位来定；五、艾灸亦有法，法是规范，数是记录规范，不详其数是因为要根据具体情况，而不能拘泥于数。

(6) 四篇策论

杨继洲在《针灸大成》卷三最后载有其亲作的四篇策论：《诸家得失策》《头不多灸策》《穴有奇正策》《针有深浅策》，最能反映其学术观点。综而溯之，除了前面有所论述的以外，主要观点如下：一、天人相应整体观：以天地之理来推求人身之理，观会得要，执简御繁；二、医者意也，"善灸者加之意焉耳"；三、针灸法、数、奇、正的关系："因法以详其数，缘正以通其奇"，最高境界是无法无数、无奇无正，只运乎于一心之中；四、防病为先。

　　杨继洲结合临床实践及前代学术，进行针灸临床实践的探索，继承发展，完善创新，为后世针灸临床提供启示和借鉴，也为针灸学的发展做出了重要的贡献。

5. 辑医案而贵精

　　《针灸大成》卷九载杨继洲医案三十一则，实为三十三个病例，其中，辛未年郭黄崖因痔疮便血一案，后附惊风案一例，己巳年蔡碧川痰火一案，后附风痛案一例。医案涉及多个病种，如疳积、痞块、痫证、腰痛、便血、腿痛、伤寒、厥证、瘫痪、泻痢、血崩、面疾等二十多种病证。用针灸治疗的案例有二十七例，用药治疗的有四例，针药并用的有两例，行补泻手法的有五例，按时取穴的有三例，八法治疗的有一例。针灸所用腧穴大多为特定穴。

　　通过这三十三个病例，主要反映出杨继洲以下几个特点。

　　（1）辨证精准

　　有五个病例是前医误治，或众医皆云不可治的情况下，杨继洲凭借精准的辨证、高超的医术，使患者得愈。

　　（2）诊脉高明

　　有八个病例是杨继洲以脉辨明，然后手到病除的，可见其诊脉之高超，也表明杨氏重视脉诊。还有一则熊可山案，是杨继洲舍脉求证的，当时脉已危绝，众医皆云不可治，而杨氏按其胸尚暖，便"急针气海，更灸至五十壮而苏"，充分说明杨氏临证灵活，医术高超。

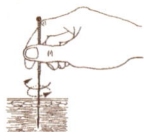

（3）穴少而精

在三十三个案例中，一针立效或痊愈的有六例，两针而愈或一穴针一穴灸的有六例。如辛酉年夏中贵患瘫痪，久治未愈，杨继洲针环跳，一针立效，足见杨继洲用穴少而精，效果立竿见影。用穴少而效好是因为杨氏治病求本，在许鸿宇案例中，其患两腿风，"日夜痛不能止，卧床月余"，杨氏说："治病必求其本，得其本穴会归之处，痛可立而止，痛止即步履"，后"针环跳、绝骨，随针而愈"，故"人皆骇异"。

另外，还有杨继洲不拘日忌、针灸药据证灵活并用、重视脾胃、重视元气等学术思想，均在医案中有所反映，在案例中还穿插有对病因病机的讨论，对痞、疝癖、积、聚、症瘕的鉴别，还涉及对情志疗法的说明等。医案里面有两例都表明杨继洲非常痛恨妒贤嫉能的医生，从一个侧面也能反映出其个性等情况。综观整个医案部分，虽然只有三十三个病例，但却充分展示了杨继洲不凡的医学造诣。

6. 综诸体而浑成

在文体上，《针灸大成》有论、赋、诗、歌、词、散文等不同的文体。如：论有《刺热论》《刺要论》、卷三的四篇策论等；赋有《标幽赋》《金针赋》《通玄指要赋》等；六言有卷三《刺法启玄歌》，五言有卷五《刺法启玄歌》；歌诀体裁中，歌有《玉龙歌》《胜玉歌》《十二经脉歌》等，诀有《要诀》《手诀》《手法治病诀》等；

词有《西江月》等；问答体有《经络迎随设问问答》《治证总要》等。另外，还有骈散结合的，比如：卷三的四篇策论既有骈体文，又有散文。

从语言特点来说，《针灸大成》有口语、书面语。另外，从策论中可反映出杨继洲擅用互文、设问的修辞手法。

不同的表达方式体现了作者的思维、方法、表达习惯等，通过对语言、文体的分析，既欣赏了文章的优美，又可以把握作者的思想，同时，也反映了那个时代不同的文风特点。

通过对《针灸大成》文体的探讨，可以看出，由于歌赋朗朗上口，便于记诵，因此在中医古籍中，通过歌赋来表达深奥医理或具体内容是一个常见的表达方式，对中医的流传起到了一定的作用。此外，像《标幽赋》等赋，不是民间医生所能作的，而是出自通文的医家之手，说明古代很多医家是通儒的。

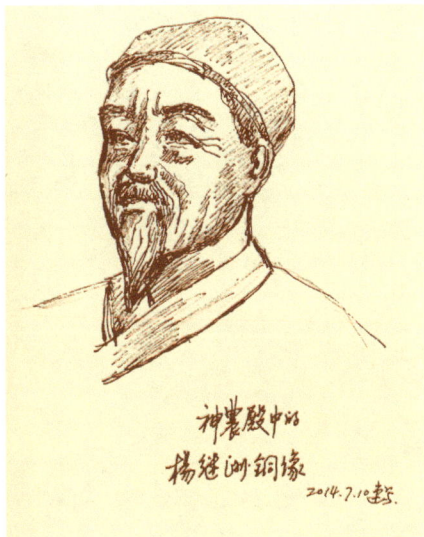

神农殿中的
杨继洲铜像
2014.7.10 张玉

浙江省第三批非物质文化遗产代表性传承人张玉恢绘杨继洲素描画像

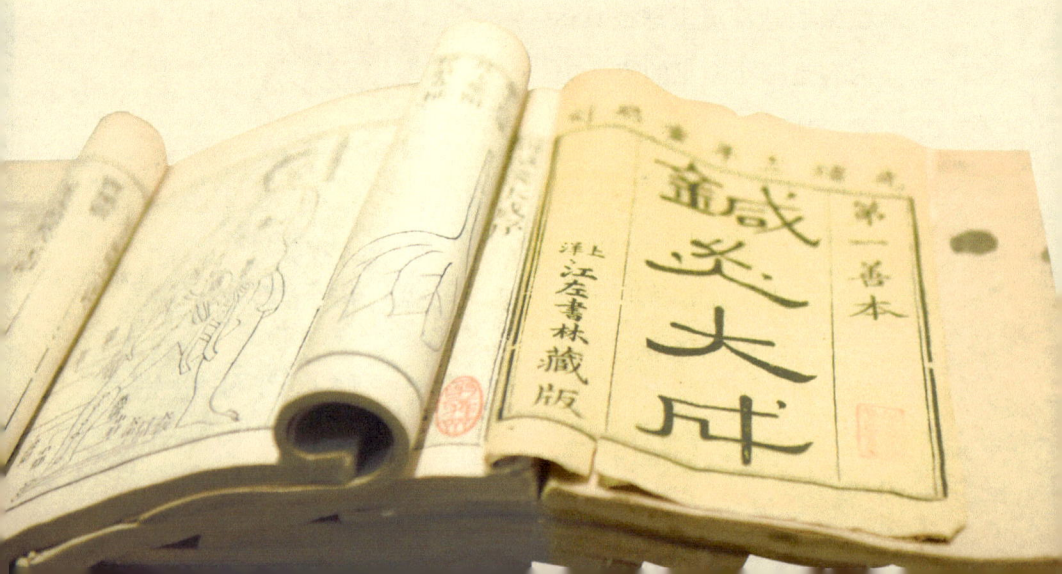

三、杨继洲针灸的特征与价值

杨继洲针灸具有极其鲜明的历史性，充满阴阳和谐的哲学思想，风格鲜明的杨派针灸操作方式（下手八法、十二字分次第手法）和取穴少而精的处方特色等是杨继洲针灸文化的重要特征。同时，杨继洲针灸富有医学、精神、文化等多方面的重要价值，是中华民族智慧的结晶，也是全人类文明的瑰宝。

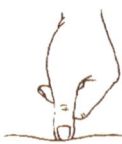

三、杨继洲针灸的特征与价值

[壹] 主要特征

1.杨继洲针灸文化的历史性

杨继洲针灸中最主要的杨氏及家传针灸技艺始见于 1601 年出版的《针灸大成》，从两条主线不断流传：一条是当地劳动人民的师承式或私淑式传承；另一条是四百多年不间断的以不同版本的《针灸大成》书籍、医案、纪念文章、殿宇塑像、碑刻、学术论文、学术交流等方式流传，经这些方式流传下来的杨继洲针灸同样承载了杨氏针灸技艺以及著名的历史人物、重大医事活动的影子。因此，通过查阅古籍记载，可以发现杨继洲针灸有极其明显的历史性。

2.杨继洲针灸充满阴阳和谐的哲学思想

从杨继洲"阴阳者,造化之枢纽,人类之根柢"的学术思想可知，针药之道在于运用阴阳之枢纽。杨继洲在《针灸大成·诸家得失策》发问道："人之一身，犹之天地。天地之气，不能以恒顺，而必待于范围之功；人身之气,不能以恒平，而必待于调摄之技。故其致病也，既有不同；而其治之，亦不容一律。故药与针灸，不可缺一者也。"接着从天人时空演化的角度论证道："'大哉乾元，万物资始；至哉

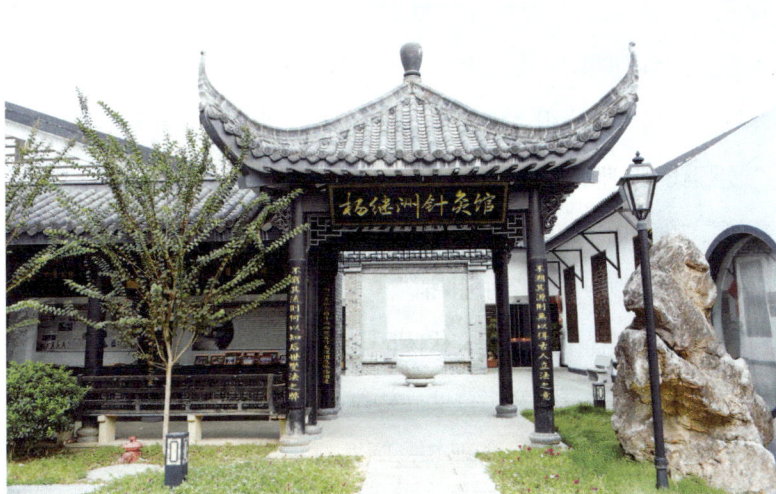

杨继洲针灸馆

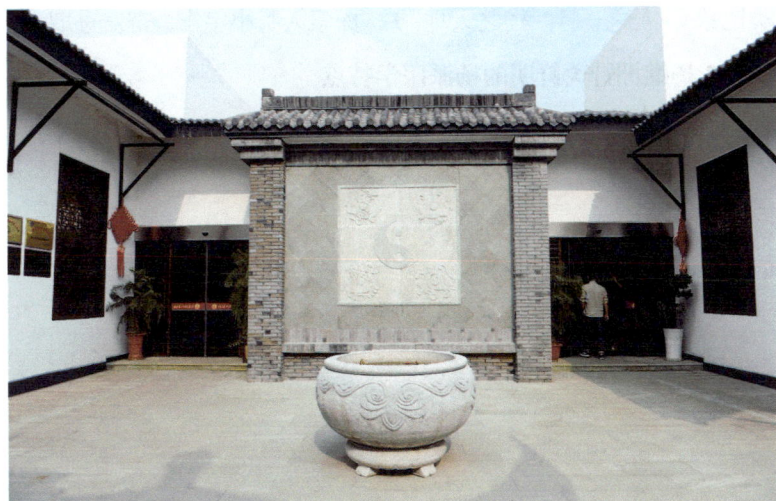

杨继洲针灸馆外景"阴阳和谐"布置

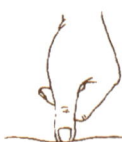

坤元，万物资生。'是一元之气流行于天地之间，一合一辟，往来不穷。行而为阴阳，布而为五行，流而为四时，而万物由之以化生，此则天地显仁、藏用之常，固无庸以赞助为也。"杨继洲在实践中有"通阴阳""别阴阳""回倒阴阳""取阴阳""阴阳交贯之道""阴阳相通""随阴阳而造化""进退阴阳""消息阴阳""阴阳相合""阴阳相济""总统阴阳""引道阴阳""分阴阳""和阴阳"之论。

总之，阐释中国传统文化阴阳和谐、天人合一的哲学思想，是杨继洲针灸最显著的文化特征。杨继洲针灸文化倡导天人相互协调这一中国古代哲学的最高理想，阐发对宇宙间生死、寿夭、永暂、阴阳等对立统一的朴素的辩证观点，引导人们在无限的宇宙中，取类比象（"人之一身，犹之天地"），探索人身小宇宙，奋发进取。

3.杨继洲针灸鲜明的杨派医学特点

风格鲜明的杨派针灸操作方式（下手八法、十二字分次第手法）

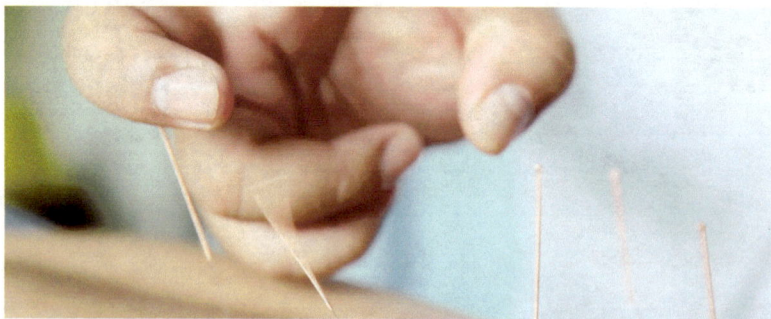

杨继洲针灸弹法操作

和取穴少而精的处方特色等是杨继洲针灸文化的重要特征。

(1) 重视基础理论、辨证选经

杨氏临床治疗时首先进行辨证，然后根据辨证选取有关经络，最后才确定选穴，而选取何经乃是治疗成败的关键。这一观点较以前"某病用某穴"的方法，有本质的不同。杨氏根据临床经验认为，针刺疗效的取得，得气比逢时更为重要。明以后按时取穴针法并未能盛行，这与杨氏的学术思想影响是有关的。杨氏重视选经与得气的观点，对现代针灸临床治疗有着重要的指导意义。

(2) 循经取穴

杨氏"宁失其穴，勿失其经，宁失其时，勿失其气"的思想，对后世影响也很深。这是杨氏结合自己的临床经验，对《内经》"经脉所通，主治所及""气至而有效"的进一步阐发。

(3) 讲究手法操作

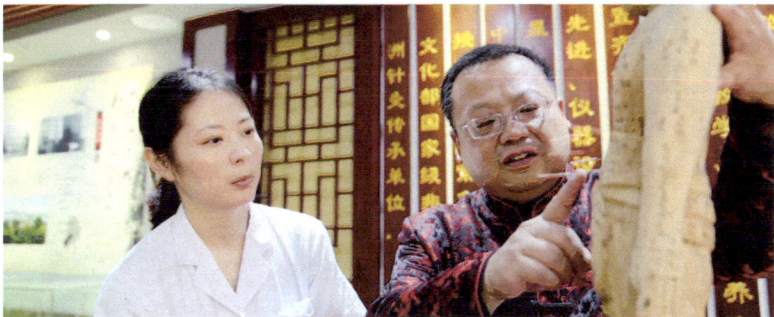

模型演示循经取穴

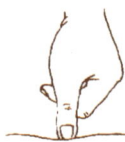

　　杨氏家传与独创的操作手法有下手八法、十二字分次第手法。

　　下手八法系杨氏所创。揣、爪、搓、弹、摇、扪、循、捻八法，包括了进针前的寻穴，进针后的催气、候气等多种辅助针法，亦包括出针后的按穴。下手八法注重催气，如搓、弹、循、捻都可以增强针感，使酸麻胀等针感顺一定的经络方向传导，达到气至病所的目的。气至病所所产生的治疗作用是立竿见影的，正如《内经》所云"气至而有效，效之信，若风之吹云"。杨氏下手八法有着很高的临床实用价值，备受后世针灸医家推崇，延用至今不衰。在科研中，已成为手法研究的重要内容；在临床上，被众多医师所采用；在教学中，全国高等中医药院校教材《针灸学》《针法灸法学》等书中，

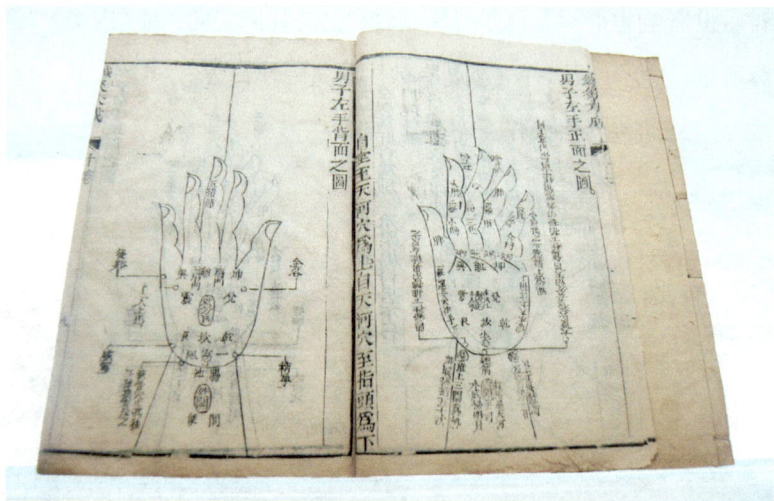

《针灸大成》第十卷儿科手部穴位图谱

均把杨氏下手八法列为重要针刺手法。目前在对国外的针灸教学中，把杨氏八法作为重要手法向国外介绍，引起了世界各国的极大兴趣和重视。

十二字分次第手法是杨氏一套完整的、连贯的针法，可称是一套针刺常规操作规程。"爪切、指持、口温、进针、

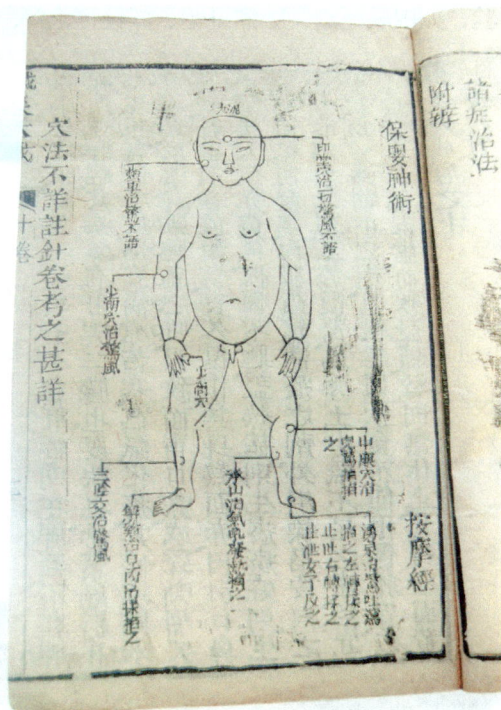

《针灸大成》第十卷按摩经儿科部分内容"保婴神术"

指循、爪摄、针退、指搓、指捻、指留、针摇、指拔"，强调双手配合，结合临床实际而得之，珍贵而实用。十二字分次第分手法亦颇受后世重视。现代针灸教材中，有关针刺操作的程序是受杨氏十二字分次第手法的启迪而进一步完善确定的。

(4) 临证全面，针灸处方精妙

《针灸大成》卷九"治证总要"是杨氏祖传和自己的临证经

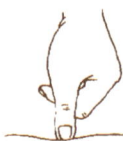

验，如中风证治、胁痛证治、汗证证治等，全篇主要论述针灸对各科（内、外、妇、儿、五官等）疾病的治疗。全篇共一百五十一条，有六十八条列举了症状与针灸的处方。

[贰] 多元价值

1. 医学价值

杨继洲针灸是中医文化的重要组成部分，对研究针灸学的发展具有极其重要的价值。同时，对保护人们的健康起着重要的作用。现今人们健康保健意识越来越强，开发利用好杨继洲针灸这一中医

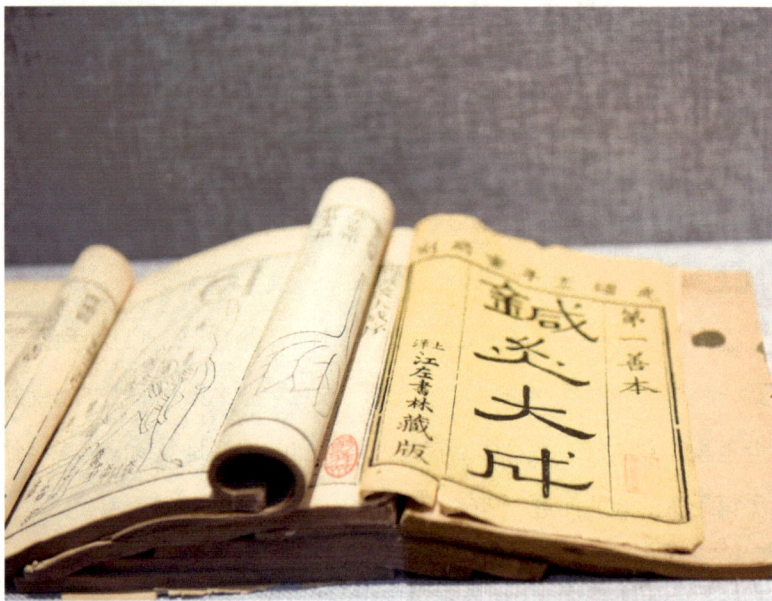

附以全身图的《针灸大成》

文化遗产，形成有衢州区域特色的地方中医针灸流派。

杨继洲的主要作品《针灸大成》总结了明以前我国针灸的主要学术经验，特别是其中收载了众多的针灸歌赋；重新考订了穴位的名称和位置，并附以全身图和局部图；阐述了历代针灸的操作手法，加以整理归纳，如"杨氏补泻十二法"等；记载了各种病证的配穴处方和治疗验案，都是可以借鉴和学习的，并造福于人类。

随着环境恶化对人体健康带来的危害、化学药物的毒副作用及其在治疗疾病过程中存在的弊端，人类越来越意识到针灸对健康保健的重要作用，针灸疗法具有独特的优势，有广泛的适应证，疗效迅速显著，操作方法简便易行，医疗费用低廉，极少产生副作用。现代科学更进一步证实了针灸学对人类健康保健、疾病预防的科学价值。传承发展杨继洲针灸，有助于推动我国卫生科技事业的发展，促进人们身体健康。

2. 精神价值

杨继洲的医德医风也值得后人称道和学习。在治疗过程中，他以病人为本，重视患者的病前预防和病后调摄，强调"病以人殊，治以疾异""治法因乎人，不因乎数；变通随乎证，不随乎法"。为了更好地治病救人，他注重自身技能的练习和医术的全面提升，在通读医书经典之余还在动物身上练习针法操作，以保证针灸技术的纯熟安全。

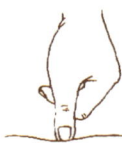

3. 文化价值

杨继洲针灸对我国中医针灸文化在世界范围的传播，作用无可替代。国际交流中，针灸已成为中华文化的"形象大使"、中医文化国际交流的先行兵，保留了被广泛认可的国家文化遗产要素。杨继洲针灸于 2009 年成功入围第三批浙江省非物质文化遗产名录。2010 年 11 月 16 日，在肯尼亚首都内罗毕举行的联合国教科文组织保护非物质文化遗产政府间委员会第五次会议审议通过中国申报项目——中医针灸，将其列入人类非物质文化遗产代表作名录。

杨继洲针灸是中国特定的自然与社会环境中生长起来的科学

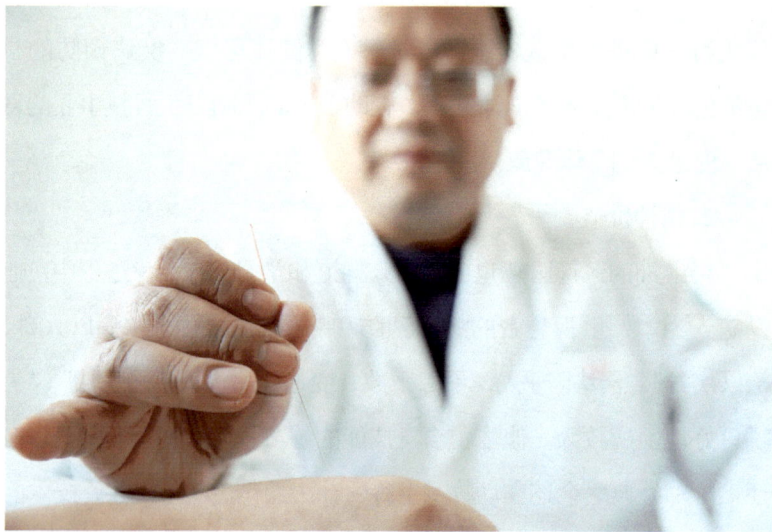

杨继洲针灸手法操作

文化知识，是真正从衢州走出去的、被全世界所公认的全人类的珍贵文化遗产，涵纳着大量的实践观察、知识内容和技术技艺，凝聚着中华民族强大的生命力与创造力，是中华民族智慧的结晶，也是全人类文明的瑰宝。

光緒壬午春重鐫

衢州府志

府署藏板

重刊衢州府志序

唐宰相李吉甫漢元和郡縣志其進書表曰古今言
地理者凡數十家尚古達者或搜古而略今採謠俗
者或傳疑而失實衢州邦而叙人物因邱墓而徵鬼
神流於異端莫切根要至於邱壤山川攻守利害本
於地理者皆略而不書將何以佐明王扼天下之吭
制羣生之命收地保勢勝之利示形束壤制之端非
徵臣之所以研精覃思之所宜周覽也由此論之此
志之作難言之矣三衢踞東浙之上游控郡陽之府

四、传承与保护

西方医学的冲击改变了国人的就医方式，传统中医的生存空间被压缩。随着时间的流逝，老一代杨继洲针灸的传承人已渐入晚年甚至去世，现在能系统运用杨继洲针灸学术思想和针刺手法的医师所剩无几。杨继洲针灸的传承与保护刻不容缓。

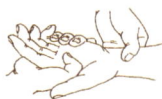

四、传承与保护

我国各族人民在长期生产生活实践中创造的丰富多彩的非物质文化遗产，是中华民族智慧与文明的结晶，是联结民族情感的纽带和维系国家统一的基础。非物质文化遗产既是历史发展的见证，又是珍贵的、具有重要价值的文化资源。保护和利用好我国的非物质文化遗产，对落实科学发展观，实现经济社会的全面、协调、可持续发展具有重要意义。中医药学是我国优秀的文化遗产，杨继洲针灸作为一项传统医术，既是我国针灸的一个重要流派，也是我国文化遗产的重要组成部分。以非物质文化遗产的形式对其进行传承和保护，有着重大而深远的意义。

[壹] 传承谱系

杨继洲针灸源于衢州，历经四百多年，传承谱系虽然复杂但很明晰。杨继洲针灸的传承是非家族性的，以同乡为纽带，有浓郁的区域地方特色，少有"一脉相承"，且呈网状交织传承，国内知名的有邱茂良、楼百层、高镇五、王樟连等。清光绪以来，杨继洲针灸在衢州地区薪火相传，历经六代，师承脉络如下。

第一代：雷鹤云，衢州龙游人，清光绪九年（1883）生，十七

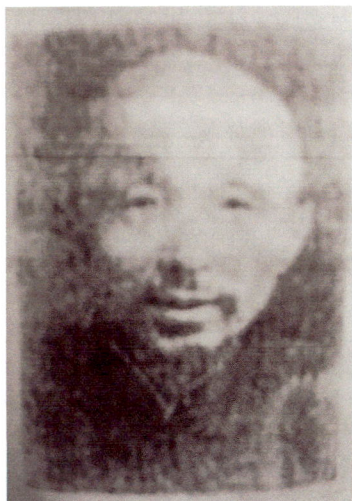

周明耀

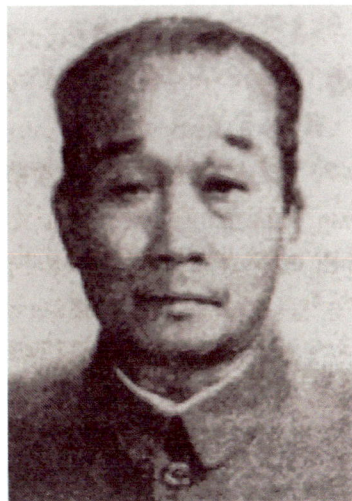

邱茂良

岁中秀才，后拜名医雷德富为师，又私淑杨继洲学习针灸，驰驱白马行医，常为贫者施医送药，人称"白马先生"。民国十四年（1925）病故，传人有周明耀。"私淑"是中医的一种传承形式，虽未能得老师亲自授业，但是雷鹤云通过《针灸大成》承传杨继洲学术及针技，并尊之为师，成为有衢州区域流派特色的第一代衢州"杨继洲针灸"宗师。

第二代：周明耀（1894—1967），衢州龙游人，生于清光绪二十年（1894），师承雷鹤云，在龙游县城自立诊所，以"金针拨障术"而驰名省内外，宗杨氏学说，比如杨继洲说："凡学针人眼者，先试针内障羊眼，能针内障羊眼复明，方针人眼，不可造次。"医疗作风相当严谨认真。中华人民共和国成立后，曾选任省三届政协委

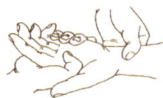

员。1955、1957 年，两度应北京同仁堂邀请，赴京为障盲患者治病，1967 年病故，传人有邱茂良。

　　第三代：邱茂良（1913—2002），衢州龙游人，著名针灸学家，博士生导师、中国针灸学会副会长、卫生部医学科学委员会委员，世界卫生组织亚太地区临时顾问，1991 年，获国务院"有突出贡献专家"称号。1928 年，考入浙江兰溪中医专门学校，并师从张山雷学习内、妇等科，遂得其传。1932 年，毕业后返乡，在故乡龙游短暂行医，曾拜诣当地名医周明耀，未得其门。1933 年，邱茂良拜师江苏无锡针灸名家承淡安，卒业后执教于针灸研究社，协助承淡安于无锡举办中国针灸学校。1937 年，抗日战争全面爆发，研究社被迫停办，邱茂良应浙江台州中医学校的邀请，前往从事中医内科、妇科、针灸科的教学。三年后，因战事影响，台州中医学校又被迫停办，他又返回故里行医。1941—1948 年，在家乡龙游行医期间，与龙游名医江任毅（1902—1944，出身于中医世家，时誉"医界奇才"）切磋，又请益周明耀，执弟子礼，遂得其传，

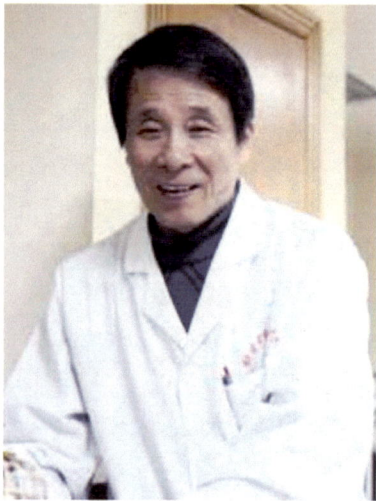

王樟连

传技王樟连。

第四代：王樟连，1951 年生，衢州龙游人，国家级名中医，曾任浙江中医药大学针灸系副主任，浙江省针推医院针灸科主任，中国针灸学会理事，中国针灸文献学会理事，浙江针灸学会常务理事及副秘书长等职，长期从事中医针灸的教学、科研、临床工作。二十世纪七十年代，在南京军区某部任军医时遥从邱茂良，与邱茂良交往切磋甚多，重视杨氏针刺手法，后又师从针灸名家高镇五先生，而邱茂良、高镇五同为承门师兄弟（高镇五，1927 年生，浙江余姚人，1946 年参加中国针灸研究社，曾向陆瘦燕、邱茂良请教），算起来邱茂良亦为王樟连之师伯，1994 年起在龙游设王樟连诊所，

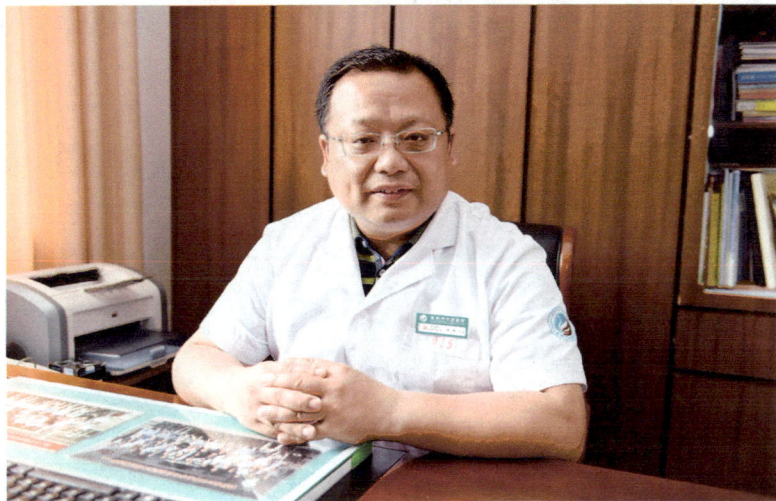

第五代传承人金瑛

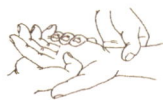

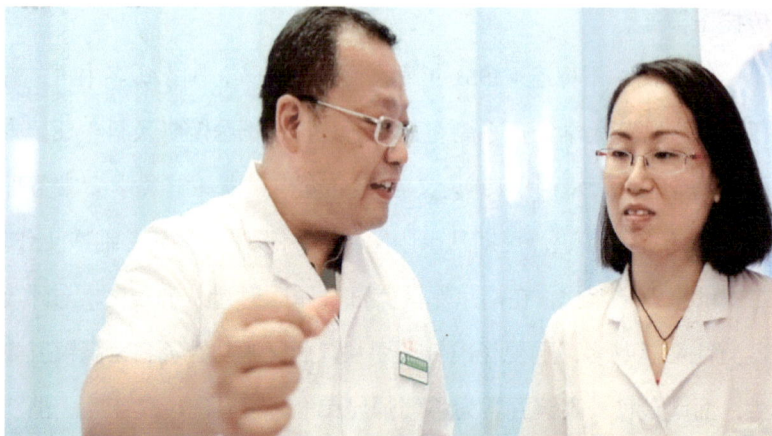

第五代传人金瑛为徒弟王爱君讲授手法技巧

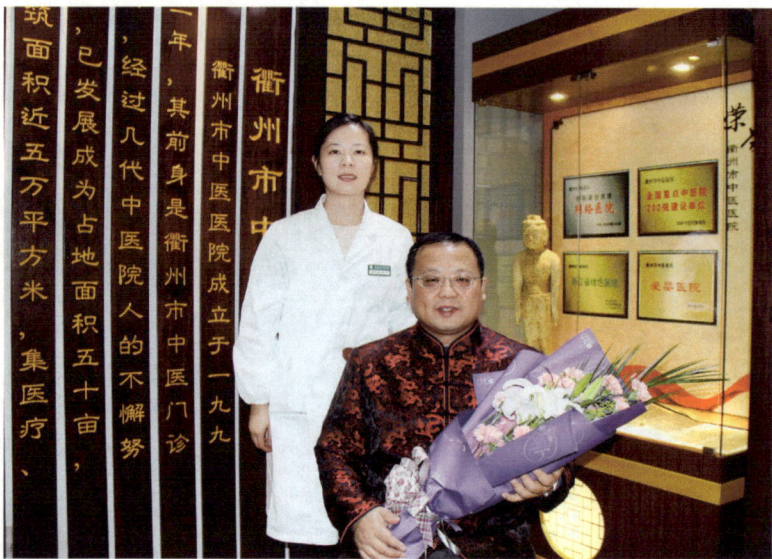

第六代传承人谢蔚拜师金瑛

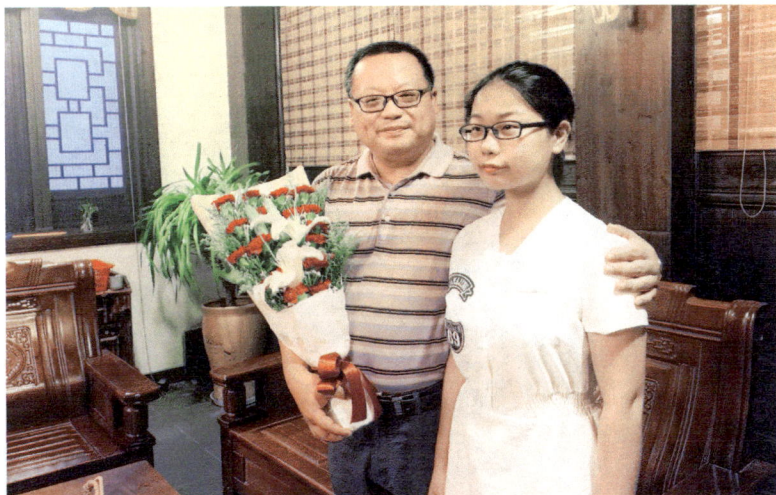

第六代传承人金宣慧拜师金瑛

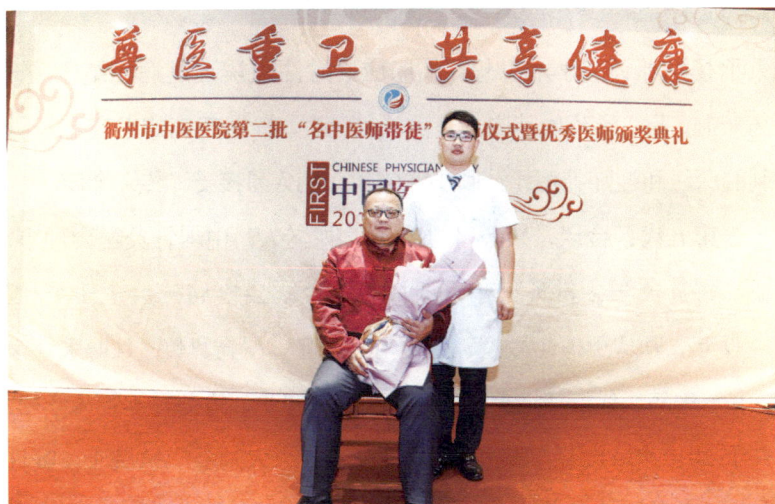

第六代传承人周明琪拜师金瑛

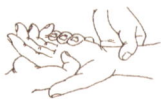

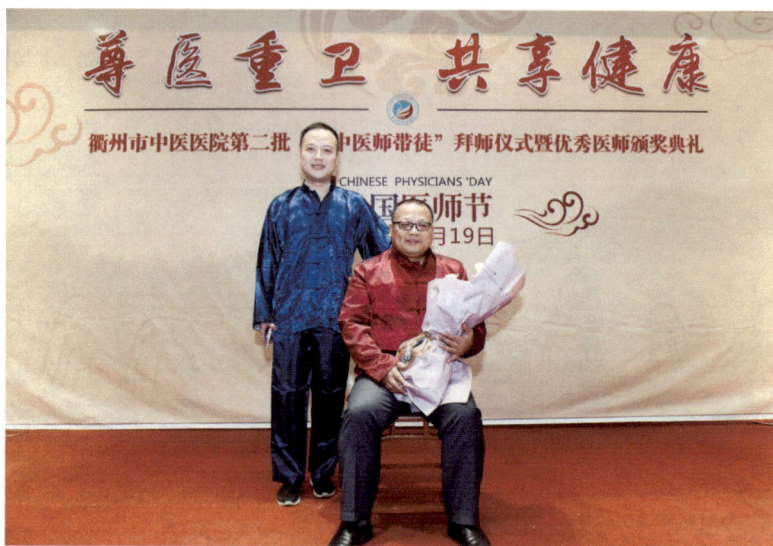

第六代传承人柴晟拜师金瑛

秉承杨继洲针灸学术思想，临床应诊时注重辨证辨病相结合，针药兼施，以"汤药攻其内，针灸治其外"，根据疾病的虚实选择针刺的深浅和迎随补泻，针刺手法轻柔，病人易接受。传人金瑛。

　　第五代：金瑛，1969 年生，衢州龙游人，中国针灸学会理事，浙江省针灸学会常务理事，浙江省针灸学会疼痛分会主任委员。1989 年，师从王樟连教授，随师侍诊五年，尽得真传，且博采众家之长，曾随当代浙江针灸名家高镇五、虞孝贞、方剑乔等临床学习，并于 2015 年 11 月拜师著名针灸学家、国医大师石学敏院士，签订为期三年的师承协议。他精研针刺手法，主张"法之所施，使患者不知其苦"。

第六代：王爱君，女，1982 年生，衢州龙游人，衢州市中医医院副主任中医师，师从金瑛。谢蔚，1985 年生，衢州人，主治中医师，浙江省针灸学会疼痛分会秘书，师从金瑛。金宜慧，1998 年生，衢州龙游人，浙江中医药大学学生，师从金瑛。周明琪，1990 年生，衢州江山人，衢州市中医医院中医师，师从金瑛。柴晟，1985 年生，衢州人，衢州市中医医院主治中医师，师从金瑛。

另外，衢州地区其他有影响力的针灸医师尚有：

汪文产，男，清代常山城关人，以杨派针灸驰名，曾任常山县中医师公会理事，中央国医馆常山支馆总务主任，县卫生参议员。

叶彦恒，男，衢州柯城人，已故，衢州近现代杨派针灸师，衢州近代四大名医叶伯敬（1904—1970）之子。

现已确定的传承机构有：杨继洲医院。

有重大影响的代表性针灸医师有：

金瑛，男，第四批浙江省非物质文化遗产名录项目"杨继洲针灸"代表性传承人，师从王樟连教授，学习过多位国内著名杨派针灸专家操作手法，不仅从古典文献方面研究针刺手法，而且在临床实践中进行了大量的针刺手法操作，悟而有得，主张先练指力，后言手法；先求得气，后言补泻；在继承杨继洲下针八法和十二字分次第法精粹基础上，形成了自己的特色。针法方面，运针细腻，捻转均

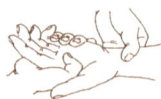

匀，提插得当，强弱适宜，故针感极佳，亦无痛楚。具体而言，首先强调指力核心说，指出练好充实指力的目的，在于捻针有数，进针有度，最终目标在于激发经气——得气。其次，强调持针，要求持针"中正平直"，指出在练好指力、正确持针的前提下，才能掌握"三部进针法"（即天、人、地三部进针）。再次，要求以平补平泻为基础，熟练掌握针刺基本手法（提插、捻转）。善用左手，揣穴、候气，"知为针者信其左"，施针时左手推按有力，刚柔相济，揣穴准确，力量持久；右手进针迅速，动作轻灵。

　　执笔完成杨继洲针灸国家级非遗申报，主编《杨继洲针灸学术思想传承与临床应用新进展》教材一册（六万字），并致力于杨继

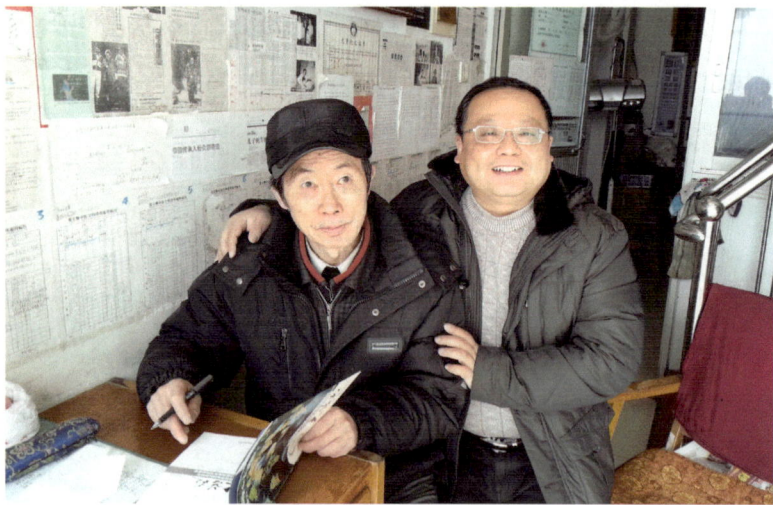

张玉恢（左一）与传承人金瑛

衢州市第二届人民代表大会第五次会议代表议案

案　由：关于开展明代大针灸家杨继洲纪念活动的议案

提议案人（只写领衔人）：张玉恢　　　　等　　　人

通讯地址：衢州中药研究所　邮政编码：324000　电话号码：326955

议案全文：

一、

杨继洲（1522－1620）是我市历史上仅次于孔子的一位文地科技名人，把纪念杨继洲工作开展起来，对弘扬祖国医学，加强、振奋民族精神，提高我市知名度，促我市改革开放局面，发展我市的科技事业和医药品牌业都具有重要的现实意义和深远的历史意义。

二、

杨继洲字济时，衢江上字六都杨人，万历中曾任太医院医官（其祖父也曾为太医），他上有三针砭的家学渊源，其著述《针灸大成》十卷，在中医史上具有特殊的地位，被称为针灸指南，该书刊出后已版本纷繁，即有坊刻版本三、十届理查会前后的全国第一次科学大会上，国际针灸研究所所长强调以此书为上呈，表示支持开展杨继洲著述《针灸大成》的校释工作。近年来出版的《针灸大成校释》在校释说明中指出，《针灸大成》对我国明以来针灸学术发展的影响，内容极其丰富，对继续发展我国针灸学术推广针灸的运用，对针灸教育都起了重大的作用……都是我国针灸文南宝库中的珍品，而《针灸大成》则是其中最突出的一部。其国际流行影响之深，声誉之高，意义之大，在针灸著述中是无上伦比的……平均每6.8年就有一个新版本问世，如此经久不衰，遍查我国古籍针灸著作中是绝无一仅二的。可见杨继洲学术之地位了，这也是衢州的光荣。

已故代表性传承人张玉恢在担任衢州市人大代表期间多次以提案形式呼吁政府重视杨继洲针灸的保护

洲针灸技艺传承，收徒的同时，作为浙江中医药大学硕士生导师指导研究生。

张玉恢，男，个体医，主治中医师，为第三批浙江省非物质

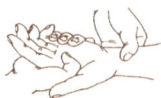

文化遗产名录项目"杨继洲针灸"代表性传承人。曾学于叶伯敬、叶彦恒，宗《针灸大成》自学而有体悟，开有张玉恢中医全科诊所，2015 年病故。二十世纪九十年代，张玉恢在担任衢州市人大代表期间多次以提案等形式呼吁政府重视对杨继洲针灸的保护。传技于其女儿张钟文。

近现代衢州地区杨派针灸主要传承谱系如下：

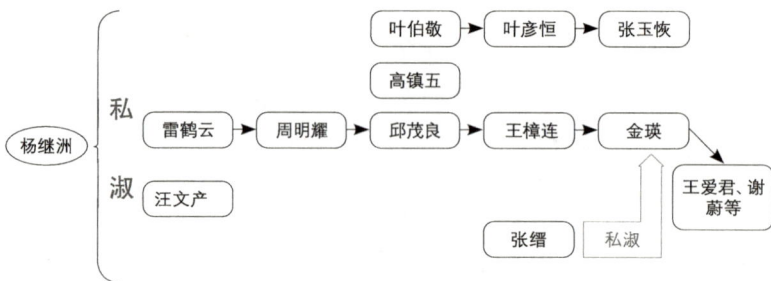

近现代衢州地区杨派针灸主要传承谱系（实线为师徒关系）

[贰] 存续现状

杨继洲针灸至今服务大众健康，"文化大革命"期间，杨继洲针灸的传承遭到严重破坏，传承被禁，传承人受到迫害。1978 年后，杨继洲针灸的传承得到了恢复。然而好景不长，随着改革开放的实施，我国加快了社会主义现代化进程，西方医学以迅雷不及掩耳之势大量涌进国内，杨继洲针灸受到强势西方医学的激烈冲击，同时受当代全球经济一体化思潮的影响，原生形态的杨继洲针灸出现生存危机。西方文明的冲击改变了国人的就医方式，许多人唯西方医学马首是瞻，认为"西医"才是科学的、时尚的，而中医是落后的、守旧的，因此对其妄加排斥，使其生存空间变得狭小。随着时间的流逝，老一代杨继洲针灸的著名针灸师渐入晚年，有些已入归尘土，现在能系统使用杨继洲针灸学术思想和杨氏针刺手法的针灸医师已所剩无几。杨继洲针灸的传承后继乏人，处于失传的边缘。

幸而杨继洲针灸第四代、第五代传人们在艰难时刻仍不忘初心，坚持传统针灸手法，秉承祖业，在各自的岗位上尽心尽责，兢兢业业，以星火燎原之势，不断努力发扬光大杨继洲针灸。经衢州市人民政府批复同意，衢州市中医医院于 1993 年增挂"杨继洲医院"的牌子。医院作为"杨继洲针灸"的传承保护单位，在"杨继洲针灸"的文化弘扬、文献搜集、申请保护等方面做了大量工作，出台了一系列行之有效的措施：推行师承式技艺传授、建立"非遗传承基地——杨继洲针灸馆"及"专家工作站"等动态传承机制；树立"杨继洲医院"石雕、塑造杨继洲铜像、开设杨继洲针灸文化展示厅，营造浓厚的氛围；为衢州市非物质文化遗产保护事业的可持续发展做出了重要贡献。

2005 年，衢州市杨继洲医院与中国针灸学会在杨继洲故乡联合召开了"杨继洲《针灸大成》学术思想研讨会"，国内外学者共

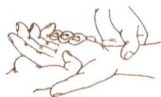

衢州市中医医院

衢州市杨继洲医院

衢州市人民政府
一九九三年

同研讨杨继洲针灸学术思想。2009 年，由衢州市杨继洲医院组织申报的"杨继洲针灸"被列入浙江省第三批非物质文化遗产名录，并于 2011 年与 2013 年成功举办了国家级继续教育项目"针灸医学新思维"和国家级中医药继续教育项目"杨继洲针灸学术思想传承与临床应用新进展"。国际交流中，针灸已成为中华文化的"形象大使"，是中医文化国际交流的先行兵。杨继洲针灸对祖国中医针灸文化在世界范围的传播，具有无可替代的作用。

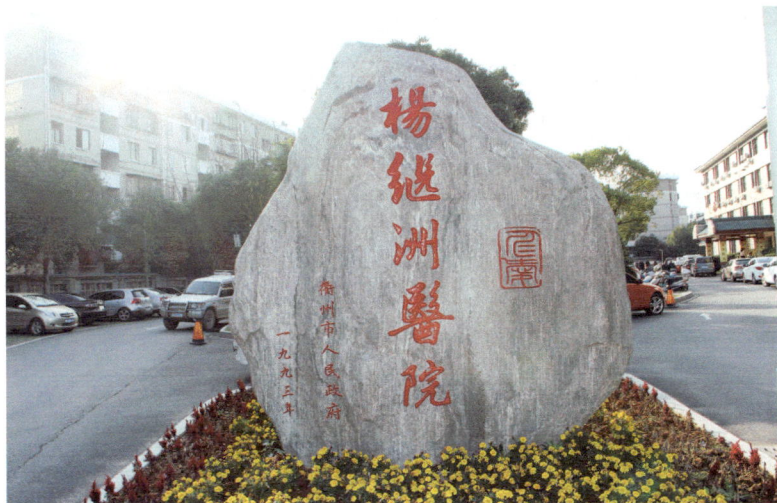

杨继洲医院石刻

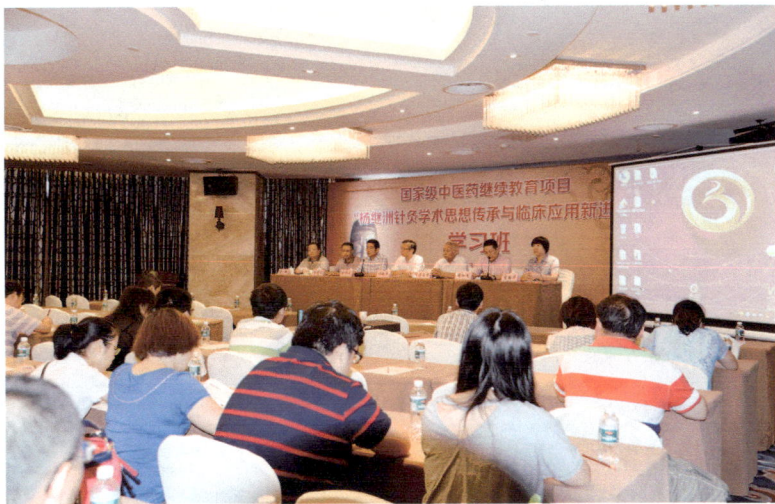

2013年举办的杨继洲针灸国家级中医药继续教育项目

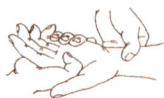

杨继洲针灸起源于衢州，远播海内外，历经四百多年。杨继洲针灸主张针、灸、药三者并用，各取所长；重视基础理论、辨证选经；循经取穴；取穴少而精；讲究手法操作；有着丰富的临床经验、珍贵的针灸处方。它手法传统，治疗简便，有着低风险、低费用、绿色环保、安全可靠、起效迅速的优点，深受广大人民群众的欢迎。

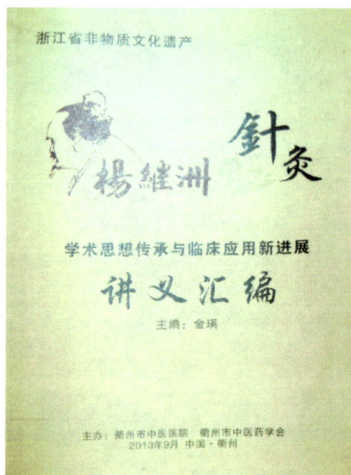

《杨继洲针灸学术思想传承与临床应用新进展》教材

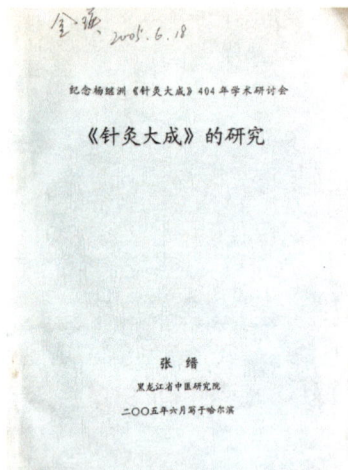

2005年纪念杨继洲《针灸大成》404年学术研讨会，国医大师张缙亲著教材

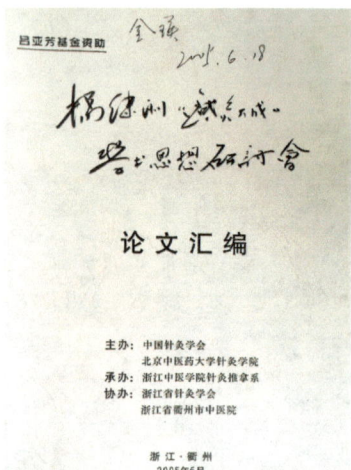

2005年"杨继洲《针灸大成》学术思想研讨会"论文汇编

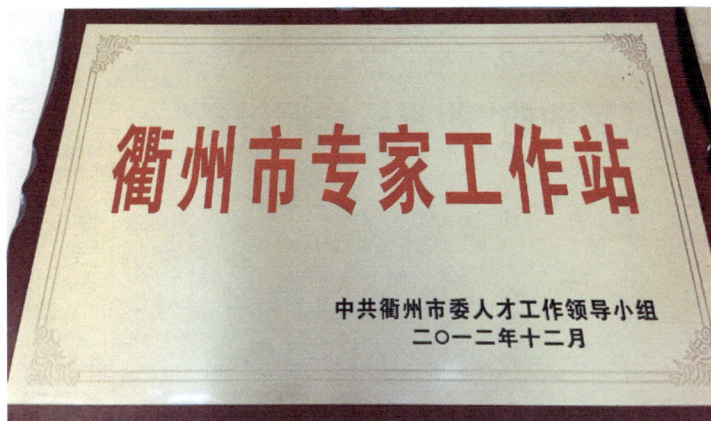

中国针灸学会副会长、浙江中医药大学校长方剑乔教授在传承基地设立专家工作站
并给予长期指导

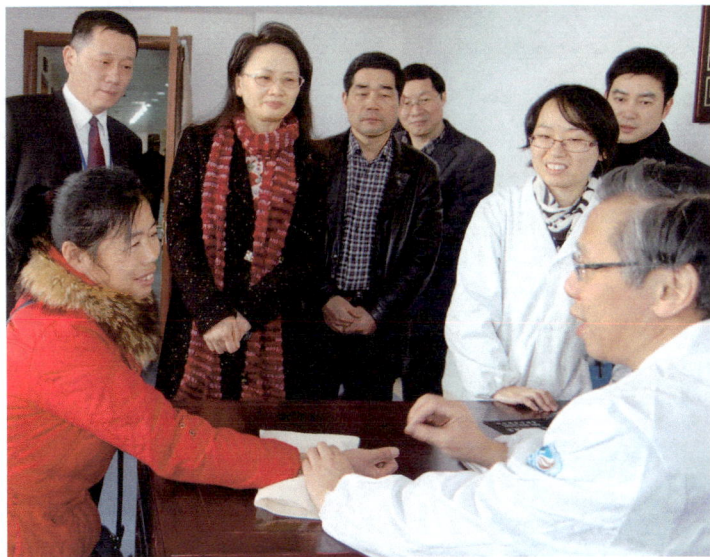

方剑乔教授定期在传承基地坐诊、会诊

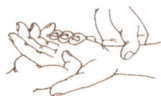

《中国中医药报》报道杨继洲针灸

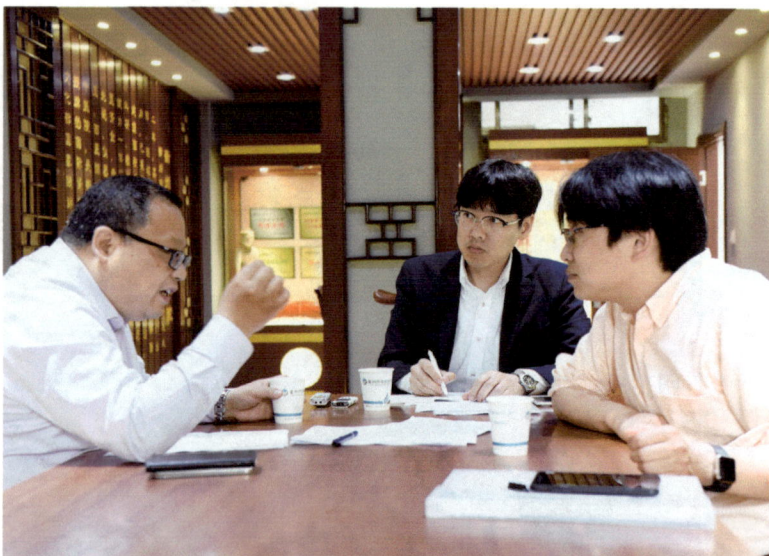

日本东洋学术出版社社长井上匠一行专访杨继洲针灸传承人

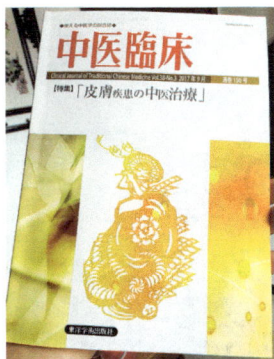

日本东洋学术出版社《中医临床》杂志报道井上匠一行专访内容

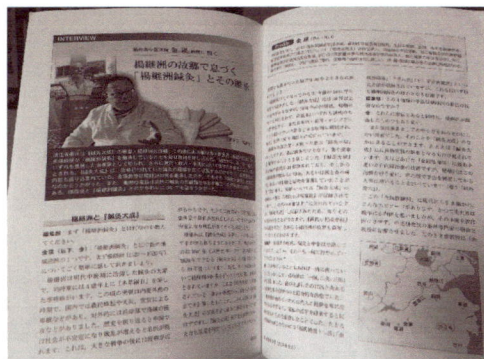

日本东阳出版社《中医临床》刊文介绍杨继洲针灸

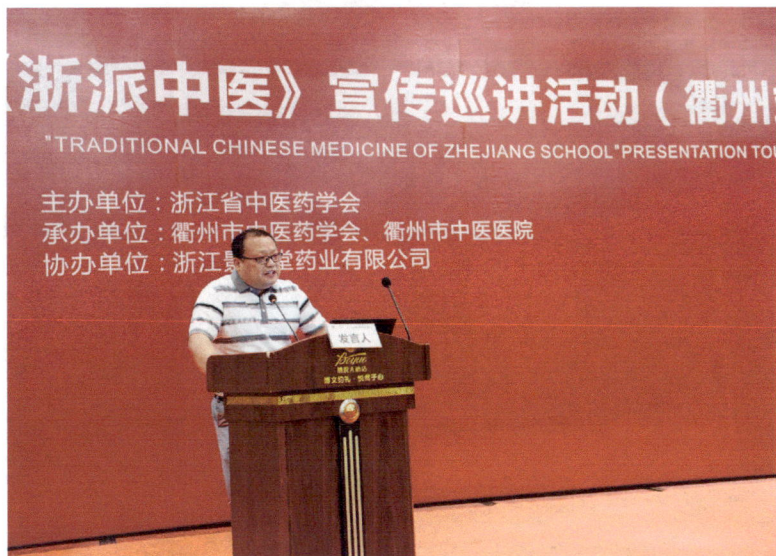

传承人金瑛参加《浙派中医》宣传巡讲杨继洲针灸

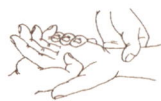

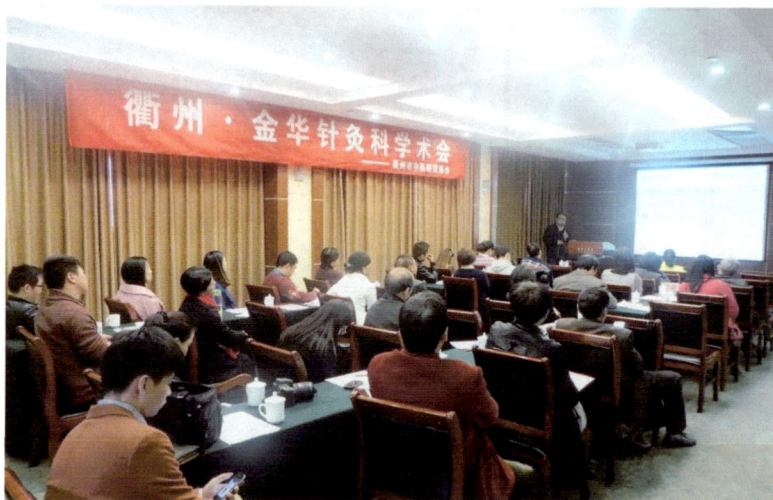

衢州、金华两市定期举办针灸沙龙

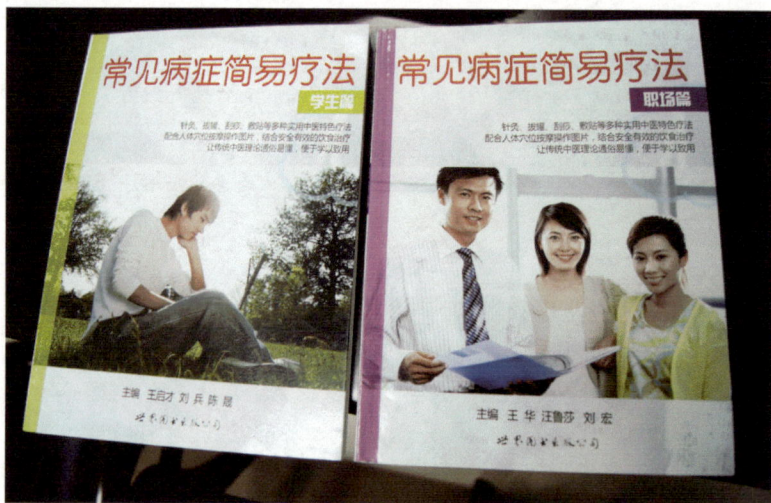

传承人金瑛参与编撰的《常见病症简易疗法》学生篇、职场篇两书

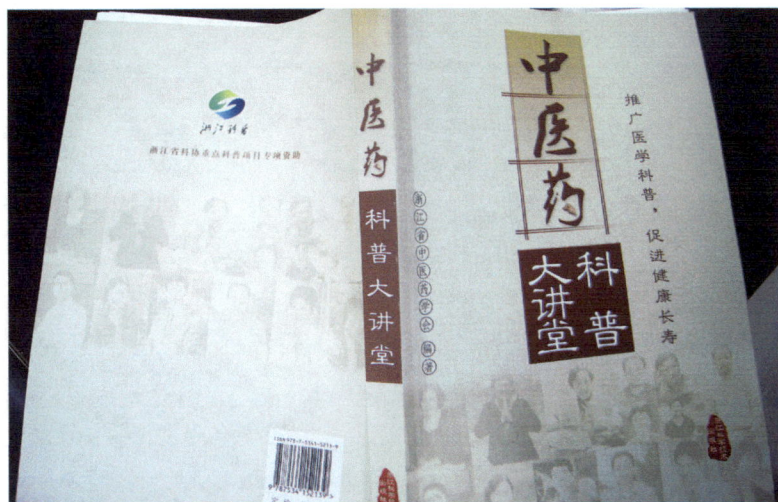

传承人金瑛担任《中医药科普大讲堂》一书编委

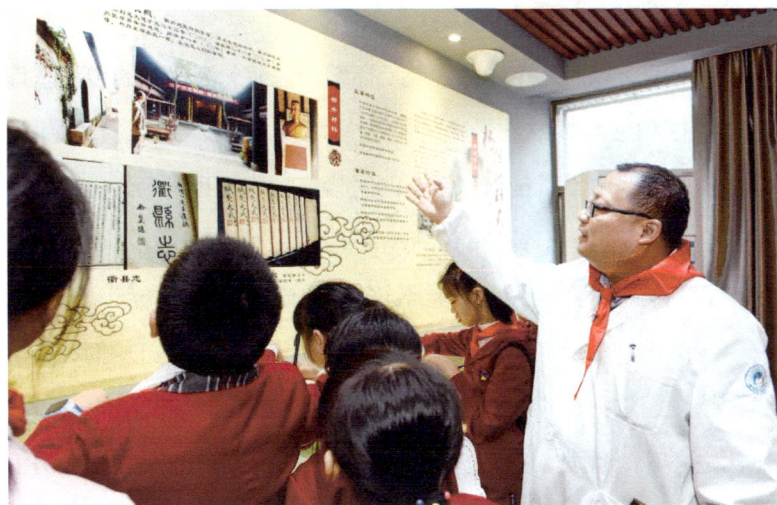

传承人金瑛为小学生讲述非遗故事

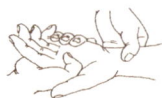

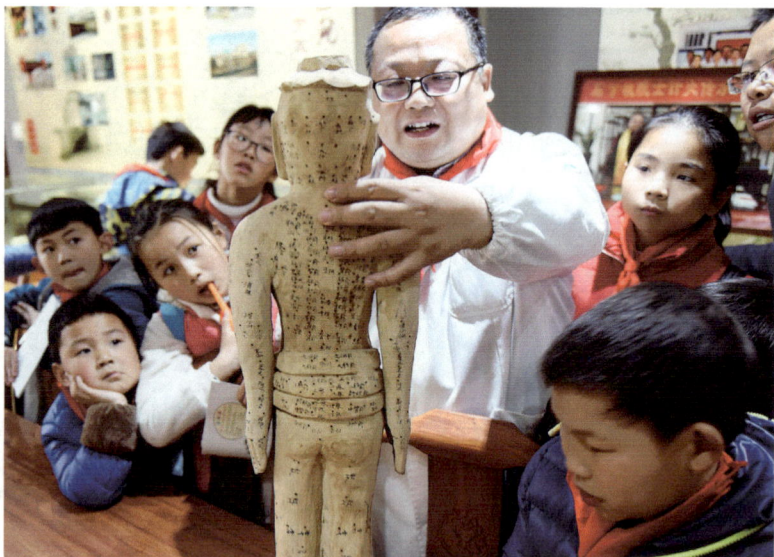

国医节纪念活动中传承人金瑛作针灸模型演示

近年来，以衢州市中医医院（杨继洲医院）为代表的传承基地大力挖掘和继承杨继洲针灸的特色诊疗技术，弘扬传统针术手法并在临床实践中不断创新，结合西医诊疗技术协助诊断，做到中西医结合，更能发挥出针灸的优势。同时，积极宣传，让广大市民进一步了解传统医学、了解杨继洲针灸，使传统医学观念深入人心。

杨继洲针灸历经四百余年，于朝代更迭、历史变迁中而经久不衰，越发闪耀。杨继洲针灸历代传承人对祖国传统医学的执着与热忱之心时刻激励着我们这些中医药学界的后来者，是我们医务工作者学习的榜样。杨继洲针灸的传承人正在以自身的努力为祖国医学事业献身，他们刻苦钻研，无私奉献，只为能帮助患者解决病痛之苦，这种高尚情操，正是大医精诚的体现！

为发扬祖国传统医学、弘扬非遗文化、传承针灸技艺，2015年11月，在世界针灸周暨杨继洲纪念活动现场，国家级非物质文化遗产"杨继洲针灸"传承人、衢州市中医医院副院长金瑛拜国医大师石学敏院士为师。

徒弟金瑛向师傅石学敏院士行传统拜师礼。师傅石学敏院士与徒弟金瑛现场签订师承关系合同书，并将自己的针灸著作赠予金瑛并寄语。石学敏院士表示，日后会将自己的生平技艺毫无保留地传授给金瑛，让两地的针灸文化相互促进、相互提高，推动杨继洲针灸进一步地传承和发展。

[叁]保护措施

保护是为了更好的传承，传承就是最好的保护。杨继洲针灸是在衢州特定的自然与社会环境中生长起来的具有完整理论体系、独特治疗方法的医学体系。其涵纳着大量的实践观察、知识体系和技术技艺，杨继洲针灸的产生既与当时的特殊环境、历史因素、思想背景有关，又与当地的生产生活、民风民俗等因素紧密结合。这些针灸技艺在传承过程中经过历代医家的实践和总结，理论和内涵不断丰富，蕴含着中华民族特有的精神、思维和文化精华，凝聚着中华民族强大的生命力与创造力，是中华民族智慧的结晶，也是

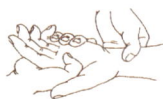

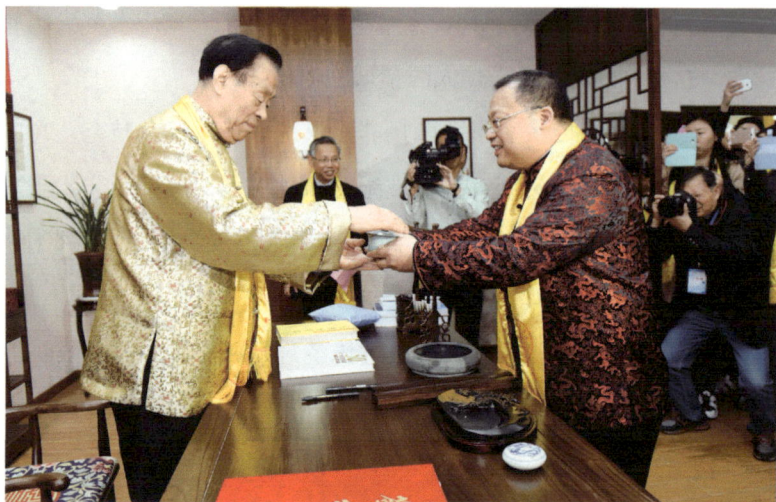

金瑛拜师中国工程院石学敏院士

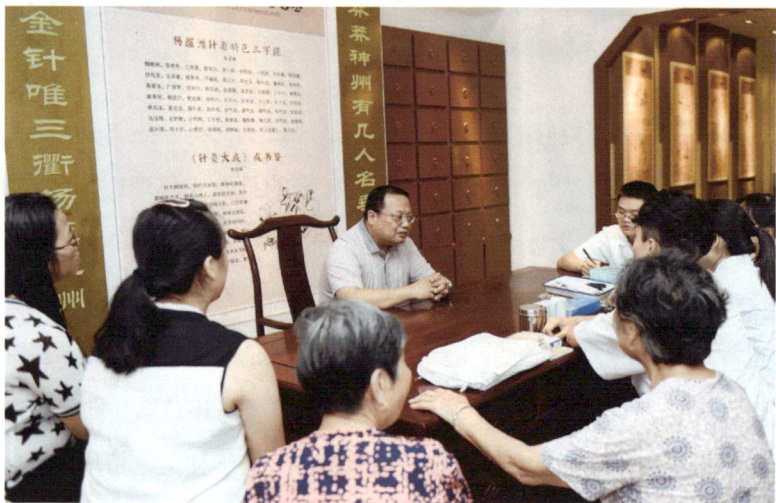

传承人金瑛在杨继洲故乡六都杨村讲课

2017年10月23日 星期一

健康

衢州晚报

9

丹麦五学生慕名寻访杨继洲针灸

"这真是一次奇特的体验！"

记者 晶莎 通讯员 陈海林 摄影报道

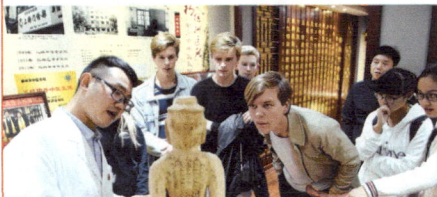

《衢州晚报》报道丹麦五学生慕名寻访杨继洲针灸

全人类文明的瑰宝。而这正是杨继洲针灸得到国家、社会和民众认可的关键，也是该医术能够在衢州一带开花结果的原因。

1.广泛性传承：私淑切磋，广传衣钵

杨继洲针灸的传承是非家族性的，在传承过程中，以自学自愿为特征，师承关系多为私淑，少有"一脉相承"，且呈网状交织传承。国内知名的杨继洲针灸技艺传承人有邱茂良、张缙、楼百层、高镇五、王樟连等。

2.价值式传承：大医精诚，悬壶济世

衢州市中医医院作为"杨继洲针灸"传承单位，近年来，在副院长金瑛的科学管理下，全院职工的共同努力下，弘扬中华骨魂，发扬大医精神，对杨继洲针灸的保护发挥了极其重要的作用。在技

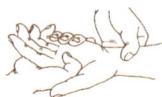

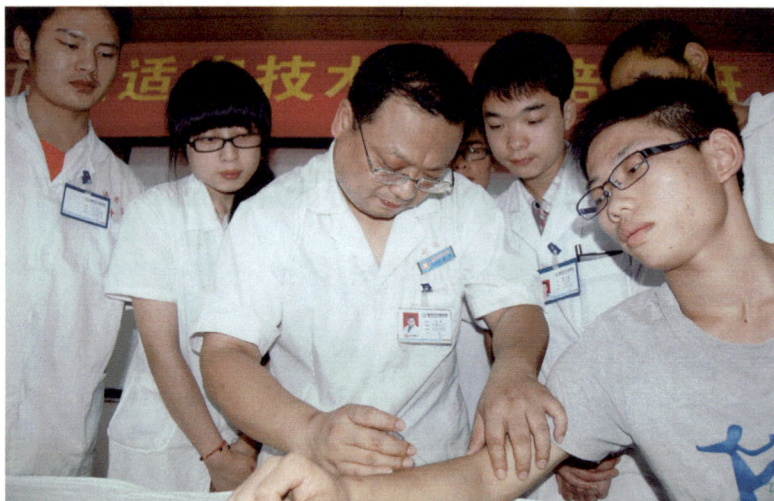

传承人金瑛为青年学子演示杨继洲针灸手法操作

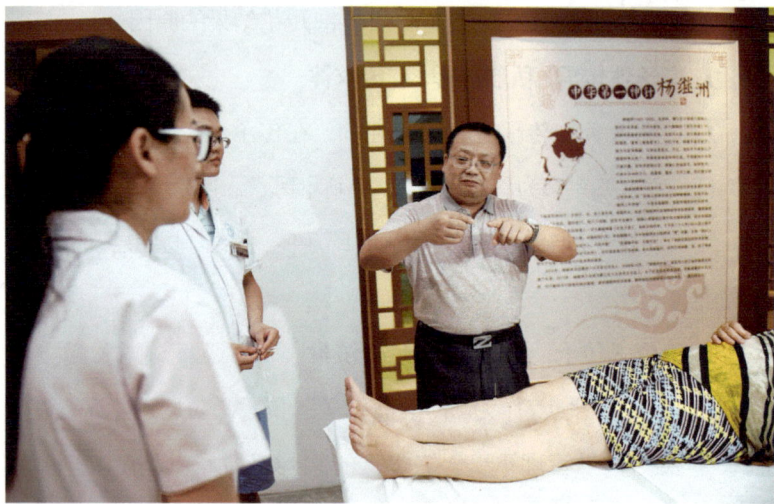

传承人金瑛为基层中医师传授杨继洲针灸技艺

术上,强调能保守治疗就保守治疗;在对待病人的态度上,永远是"病人重要于医生";在年轻一代的培养上,不仅要有物质上的保护,更要做好精神上的鼓励与指导。

衢州市中医医院主张"术德并重",一再强调"我们面对的是人,不是机器,所以社会责任很重要。不仅要做名医,更要做'明医',要了解疾病,更要明白事理,关怀社会"。医院一直把"方便病人就医"放在首位,尽可能地为他们创造有利的就医条件。根据《浙江省卫生强省建设与"十一五"卫生规划纲要》《浙江省中医药攀登工程实施方案》和名院建设目标,衢州市中医医院建成了一座集医疗、保健、针灸研究为一体的杨继洲针灸馆。设立国家级非遗项

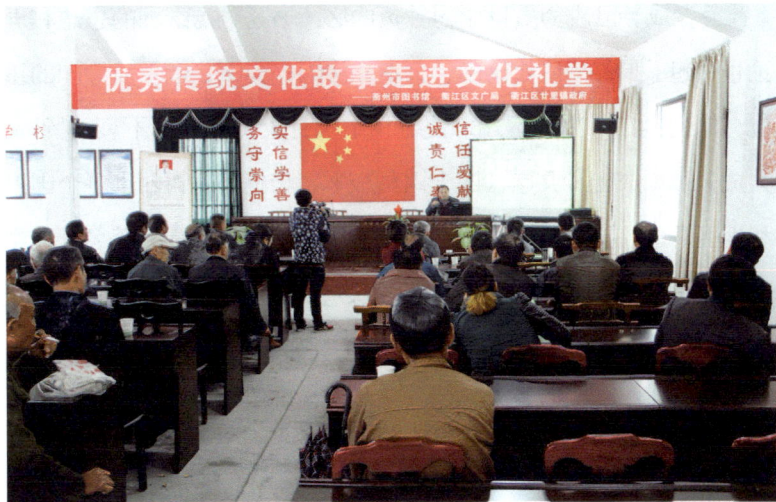

杨继洲针灸文化宣讲走进杨继洲故里六都杨村文化礼堂

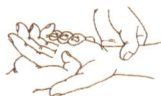

目杨继洲针灸传承展示厅、中医药博物馆、专家工作站、杨继洲针灸馆诊治体验区，并将专设杨继洲针灸研究所。

3.理论性传承：深入挖掘，与时俱进

杨继洲最擅长的是针灸，可称之为历代研究发展针灸学之佼佼者。他既有精深的针灸技术，又不偏废药物治疗，主张针、灸、药三者并用，各取所长。杨继洲针灸独特的学术思想体系体现在重视基础理论、辨证选经、循经取穴、取穴少而精、讲究手法操作。杨氏家传与独创的操作手法、丰富的临床经验、珍贵的针灸处方，都值得进一步保护、发掘、整理、继承。

1601年，《针灸大成》的问世，是中国针灸学发展的一个里程碑。《针灸大成》已成为后世学习针灸的必读书籍。杨继洲的思想和理论也引起了国外，诸如德国、日本、法国、美国、俄罗斯等国的重视，他们也在研究和运用，使得杨继洲针灸至今传承不衰。《针灸大成》被译成七种文字，四十六种版本，传播到一百四十多个国家和地区，这在针灸著作中独一无二。国医大师、国内外著名针灸学家张缙教授在他主编的《针灸大成校释》中指出，杨继洲的《针灸大成》"其流传之广、影响之深、声誉之高、意义之大，在针灸专著中是无与伦比的"。

将杨继洲针灸作为非物质文化遗产来保护，目的是实现在保护中促发展，继承中求创新跨越。对非物质文化遗产的保护，并非消极地去保护一个静态的、有形的物品，使其不致消亡，而是要着眼长远，立足发展，将动态的、无形的、可传授的医学知识、针灸技能等作为保护的对象，把保护作为促进可持续发展利用的手段，使之达到保存与利用贡献于社会、服务于民生的目的。"杨继洲针灸"稳定的实践频率以及历代延续的完整知识体系，为保障相关群体的生命健康发挥着重要作用。

传统中医与现代医学相结合，使优秀传统文化在现代社会展现出更加旺盛的生命力，并更好地传承下去，让杨继洲针灸大医精神一代一代薪火相传。

优秀传统中医文化是发展现代医学的深厚基础，应全面认识传统中医文化，取其精华，去其糟粕，使优秀传统中医文化成为新时代鼓舞人民前进的力量。认真系统地总结杨继洲针灸的学术思想和宝贵经验，目的是对一个阶段的工作进行全面的、深入的回顾和思考，归纳概括成功经验和规律性认识，及时发现工作中存在的缺点和问题，与时俱进，进一步开创杨继洲针灸发展新局面。

随着传承队伍的壮大，目前专职从事项目保护工作的人员有：金瑛，省级非遗项目"杨继洲针灸"代表性传承人、主任中医师；金建丰，主任中医师；王爱君，主治中医师；谢蔚，主治中医师；柴晟，主治中医师；周明琪，中医师；汪雯，中医师。

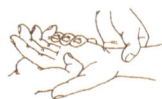

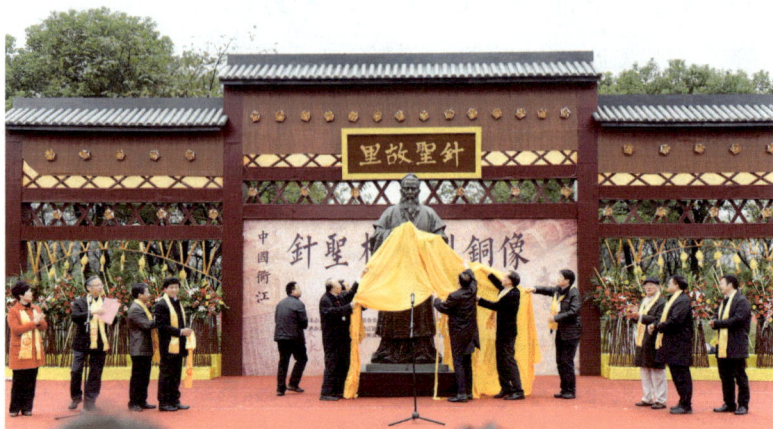

杨继洲故乡建立杨继洲广场并每年举办纪念活动

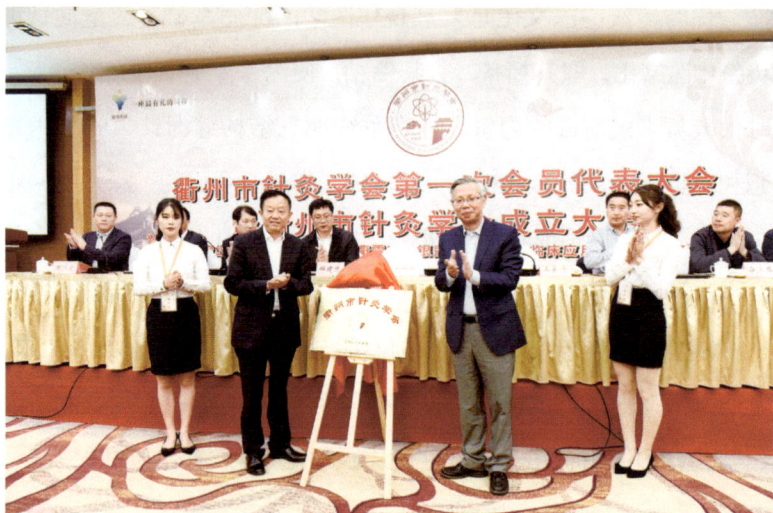

2018年10月，中国针灸学会副会长、浙江省针灸学会会长、浙江中医药大学方剑乔校长与衢州市人民政府副市长王良春共同为衢州市针灸学会揭牌

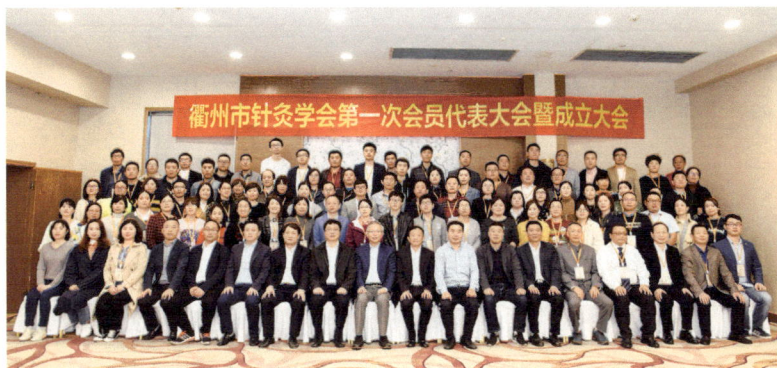

衢州市针灸学会成立大会与会嘉宾与全体会员代表合影

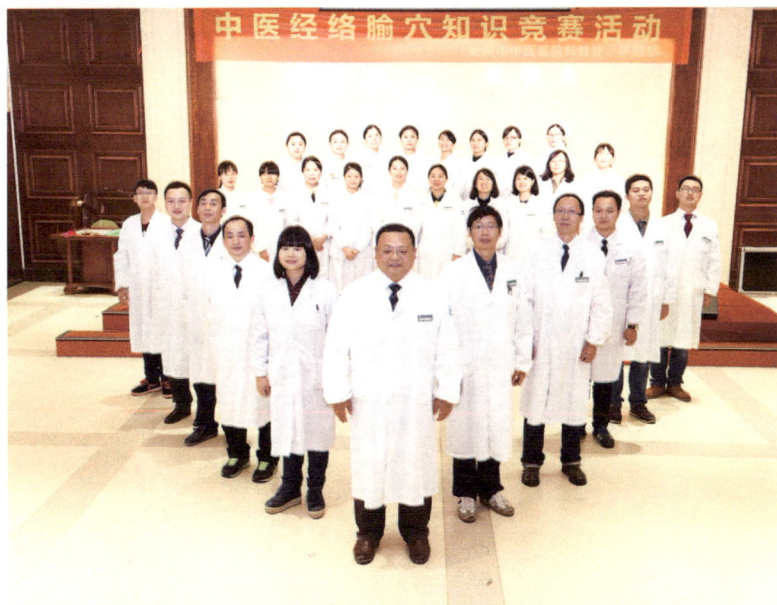

杨继洲针灸传承与保护团队

4

"神针"传得百年魂

金瑛：我为医者，针刺取穴以济世

见习记者 杨韬琳

公元1601年，撰者针灸医案专著问世（针灸大成）问世，杨继洲针灸作为衢州第一项国家级非物质文化遗产项目名录，在这里正式走向国际……

非遗 传承人

机缘，少年积得医者心

杨继洲的乡情

仙霞古道：

探寻千年古道的历史印记

郑积英 余静钧

化龙巷内住才子

数风寒柯余绍宋

王辉

12 特别报道 衢州日报

2015年1月7日 星期三

杨继洲针灸申遗之路

《衢州日报》专版特别报道杨继洲针灸申遗历程

CnTCM 中国中医药网
CHINA NET OF TRADITIONAL CHINESE MEDICINE

2017年11月6日 星期一 农历丁酉年 九月十八 明日 立冬 杭州 14~21

滚动新闻：盲人医疗按摩人员考试首次计算机化 俄罗斯游客赴海口体

| 首页 | 新闻中心 | 学术临床 | 就医指南 | 养生中国 | 名医名院名校 | 名企名药 | 中医文化 | 舆情 |

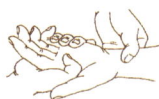

当前位置：首页 > 深度

位于明代针灸大师杨继洲故里的浙江省衢州市中医医院，打造杨继洲针灸特色品牌科室，营造全院"信中医用中医"氛围，跻身该省地市级中医院业务总量增幅前列——

针灸品牌领跑全院驶上"快车道"

时间：2016-08-10 来源：中国中医药报 作者：魏敏 章关春

针灸操作耗时费力，定价低廉，被很多医院视为"冷门科室"而"束之高阁"。有家医院恰恰相反，在门诊，能扎针灸就不打针开药，住院患者人人用上针灸疗法。发挥中医特色医疗实现"良性剪刀差"，衢州市中医医院已成为浙江省地市级中医院业务总量增幅最快的医院之一。

中国中医药网报道衢州市中医院杨继洲针灸品牌

《中国中医药报》报道杨继洲针灸发展现状

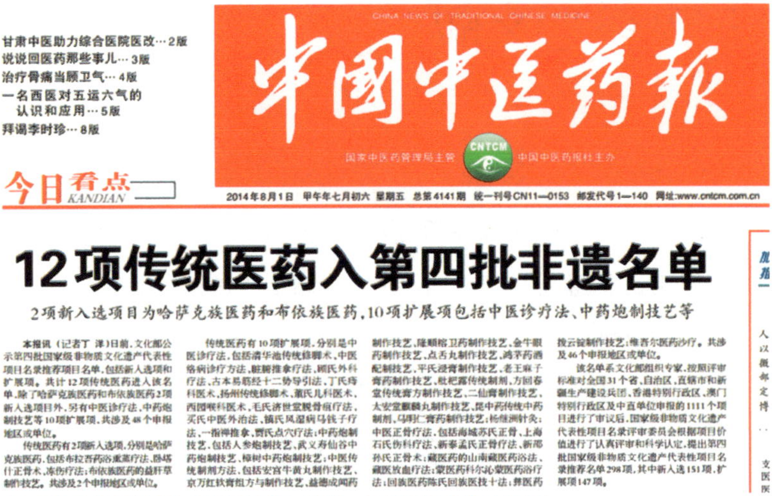

甘肃中医助力综合医院医改…2版
说说回医药那些事儿…3版
治疗骨痛当顾卫气…4版
一名西医对五运六气的认识和应用…5版
拜谒李时珍…8版

今日看点 KANDIAN

CHINA NEWS OF TRADITIONAL CHINESE MEDICINE
中国中医药报
国家中医药管理局主管 CNTCM 中国中医药报社主办

2014年8月1日 甲午年七月初六 星期五 总第4141期 统一刊号CN11—0153 邮发代号1—140 网址:www.cntcm.com.cn

12项传统医药入第四批非遗名单

2项新入选项目为哈萨克族医药和布依族医药,10项扩展项包括中医诊疗法、中药炮制技艺等

本报讯 (记者丁 洋)日前,文化部公示第四批国家级非物质文化遗产代表性项目名录推荐项目名单,包括新人选项和扩展项。共计12项传统医药进人该名单,除了哈萨克族医药和布依族医药2项新入选项目外,另有中医诊疗法、中药炮制技艺等10项扩展项,共涉及48个申报地区或单位。

传统医药有2项新入选项,分别是哈萨克族医药,包括布拉吾药浴熏蒸疗法、卧塔什正骨术、冻伤疗法;布依族医药的益肝草制作技艺。共涉及2个申报地区或单位。

传统医药有10项扩展项,分别是中医诊疗法,包括清华池传统修脚术、中医络病诊疗方法、脏腑推拿疗法、顾氏外科疗法、古本易筋经十二势导引法、丁氏痔科医术、扬州传统修脚术、董氏儿科医术、西园喉科医术、毛氏济世堂脱骨疽疗法、买氏中医外治法、镇氏风湿病马钱子疗法、一指禅推拿、贾氏点穴疗法;中药炮制技艺,包括人参炮制技艺、武义寿仙谷中药炮制技艺、樟树中药炮制技艺;中医传统制剂方法,包括安宫牛黄丸制作技艺、京万红软膏组方与制作技艺、益德成闻药制作技艺、隆顺榕卫药制作技艺、金牛眼药制作技艺、点舌丸制作技艺、鸿茅药酒配制技艺、平氏浸膏制作技艺、老王麻子膏药制作技艺、枇杷露传统制剂、方回春堂传统膏方制作技艺、二仙膏制作技艺、太安堂麒麟丸制作技艺、昆中药传统中药制剂、马明仁膏药制作技艺;杨继洲针灸;中医正骨疗法,包括海城苏氏正骨、上海石氏伤科疗法、新泰孟氏正骨疗法、新邵孙氏正骨术;藏医药的山南藏医药浴法、藏医放血疗法;蒙医药科尔沁蒙医药浴疗法;回族医药陈氏回族医技十法;彝医药拨云锭制作技艺;维吾尔医药沙疗。共涉及46个申报地区或单位。

该名单系文化部组织专家,按照评审标准对全国31个省、自治区、直辖市和新疆生产建设兵团、香港特别行政区、澳门特别行政区及中直单位申报的1111个项目进行了审议后,国家级非物质文化遗产代表性项目名录评审委员会根据项目价值进行了认真评审和科学认定,提出第四批国家级非物质文化遗产代表性项目名录推荐名单298项,其中新入选151项,扩展项147项。

《中国中医药报》报道杨继洲针灸入选第四批国家级非遗项目名录

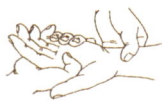

主要参考文献

1. [元] 窦汉卿,《针经指南》, 1295 年。

2. [明] 杨继洲,《卫生针灸玄机秘要》, 1580 年。

3. [明] 杨继洲,《针灸大成·标幽赋》, 1601 年。

4. [明] 徐凤,《针灸大全·金针赋》。

5. [清] 刘国光, 康熙《衢州府志》重刊本, 1882 年。

6. 杨继洲、靳贤著, 黄龙祥编,《针灸大成》, 人民卫生出版社, 2006 年。

7. [日] 丹波元胤著, 郭秀梅译, [日] 冈田研吉校,《医籍考》, 学苑出版社, 2007 年。

8. 南京中医学院校释,《难经校释》(第二版), 人民卫生出版社, 2009 年。

9. 南京中医药大学编著,《黄帝内经素问译释》(第四版), 上海科学技术出版社, 2009 年。

10. 宋月航,《中国历代名医传》, 华文出版社, 2017 年。

后记

　　杨继洲针灸源于衢州，远播海内外，历经四百多年，传承谱系清晰，区域针灸流派特色鲜明。倡导天人相互协调的哲学思想，阐发对宇宙间生死、寿夭、永暂、阴阳等对立统一的朴素辩证观点。在操作方式上，重视基础理论、辨证选经、循经取穴、穴少而精；讲究手法操作，尤以下手八法、十二字分次第手法为著，临证经验有中风证治、胁痛证治、汗证证治等。传承过程中经过历代医家的实践和总结，理论和内涵不断丰富，蕴含着中华民族特有的精神、思维和文化精华，成为我国中医针灸的一支重要流派，也是我国文化遗产的重要组成部分。

　　要特别感谢中国针灸学会副会长、浙江中医药大学校长方剑乔教授在项目传承及本书编著中给出的宝贵建议，使杨继洲针灸的历史、文化、科学价值显著提升，项目的典型性和代表性得到充分彰显。感谢著名非遗专家、浙江中医药大学朱德明

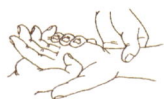

教授多次为杨继洲针灸保护规划、深化传承提出真知灼见；石学敏院士多次莅临衢州言传身教；第四代传承人王樟连在家乡开立诊所二十余年，惠及乡里，传承针技；已故第三批省级非遗代表性传承人张玉恢多次向各级政府部门建言献策，并亲绘杨继洲医案配图；等等。这些事迹始终影响和感动着我们，传承好、发展好这项技艺的决心亦愈加坚定。

　　此外，在本书编著过程中，得到了衢州市中医医院针灸科全体同仁的积极帮助。陈海林、周明琪等为此书提供了部分精美而珍贵的图片。我的研究生刘金泠在本书编著前期进行了广泛而细致的资料搜集和整理。关于杨继洲针灸，很多专家和学者有以此为题材的多种专著问世，本书也汲取了其中的很多观点，在此向这些专家学者深表感谢。

编著者

责任编辑：方　妍

装帧设计：薛　蔚

责任校对：高余朵

责任印制：朱圣学

装帧顾问：张　望

图书在版编目（ＣＩＰ）数据

　　衢州杨继洲针灸 / 金瑛, 周江文, 刘金泠编著. --
杭州 : 浙江摄影出版社, 2019.6（2023.1重印）
　　（浙江省非物质文化遗产代表作丛书 / 褚子育总主
编）
　　ISBN 978-7-5514-2448-6

　　Ⅰ.①衢… Ⅱ.①金… ②周… ③刘… Ⅲ.①针灸疗
法—介绍 Ⅳ.①R245

中国版本图书馆CIP数据核字(2019)第101841号

QUZHOU YANGJIZHOU ZHENJIU

衢州杨继洲针灸

金　瑛　周江文　刘金泠　编著

全国百佳图书出版单位
浙江摄影出版社出版发行
　　地址：杭州市体育场路347号
　　邮编：310006
　　网址：www.photo.zjcb.com
制版：浙江新华图文制作有限公司
印刷：廊坊市印艺阁数字科技有限公司
开本：960mm×1270mm　1/32
印张：6.75
2019年6月第1版　　2023年1月第2次印刷
ISBN 978-7-5514-2448-6
定价：54.00元